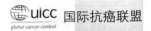

TNM
Classification of Malignant Tumou...
Eighth Edition

恶性肿瘤 TNM 分期
第 8 版

〔加〕詹姆斯·D.布瑞雷

主编 〔加〕玛丽·K.高斯伯德罗维兹

〔德〕克里斯坦·维特金德

顾问 郝希山

主译 王 平 梁 寒

天津出版传媒集团

天津科技翻译出版有限公司

著作权合同登记号：图字：02-2017-217

图书在版编目（CIP）数据

恶性肿瘤 TNM 分期／（加）詹姆斯·D.布瑞雷（James D. Brierley），（加）玛丽·K.高斯伯德罗维兹（Mary K. Gospodarowicz），（德）克里斯坦·维特金德（Christian Wittekind）主编；王平，梁寒主译.—天津：天津科技翻译出版有限公司，2019.11

书名原文：TNM Classification of Malignant Tumours
ISBN 978-7-5433-3945-3

Ⅰ.①恶… Ⅱ.①詹… ②玛… ③克… ④王… ⑤梁…
Ⅲ.①癌-分期-图谱 Ⅳ.①R73-64

中国版本图书馆 CIP 数据核字（2019）第 149859 号

授权单位：John Wiley & Sons, Ltd.
出　　版：天津科技翻译出版有限公司
出 版 人：刘子媛
地　　址：天津市南开区白堤路 244 号
邮政编码：300192
电　　话：022-87894896
传　　真：022-87895650
网　　址：www.tsttpc.com
印　　刷：天津市银博印刷集团有限公司
发　　行：全国新华书店
版本记录：787mm×1092mm　32 开本　11 印张　200 千字
　　　　　　2019 年 11 月第 1 版　2019 年 11 月第 1 次印刷
　　　　　　定价：45.00 元

（如有印装问题，可与出版社调换）

译者名单

顾　问　郝希山

主　译　王　平　梁　寒

译　者　(按姓氏汉语拼音排序)

池嘉栋	崔云龙	段远胜	房　锋
高春涛	韩秀鑫	郝继辉	郝晓甍
简天明	孔大陆	李　杰	李慧锴
李亦工	梁　寒	秦　泰	尚晓滨
宋天强	苏延军	孙丰源	王　坤
王　平	王国文	王先火	王旭东
吴慧娟	武　强	徐　峰	徐常骁
闫　杰	姚　欣	于振涛	张　超
张　瑾	张　偲	张会来	郑　磊
周　鹏	周洪渊		

主编简介

詹姆斯·D.布瑞雷

加拿大多伦多大学玛格丽特公主肿瘤中心放射肿瘤科教授。

布瑞雷博士在英国接受了临床肿瘤学培训,到加拿大工作以后他的专业兴趣集中在肿瘤分期和监控,并且参与了地方、国家以及国际肿瘤监控工作。他是 UICC TNM 预后因素项目委员会的共同主席,也是第 4 版《TNM 分期补充材料》(Wiley,2012 年)和《UICC 临床肿瘤学手册》(Wiley,2015 年)的共同主编。

玛丽·K.高斯伯德罗维兹

加拿大多伦多大学放射肿瘤科教授,玛格丽特公主肿瘤中心主任,加拿大多伦多南部肿瘤中心地区副主席。

高斯伯德罗维兹博士是 UICC 前任主席。她长期以来致力于肿瘤分期的研究,特别是分期以及预后因素的研究,多年来一直参与 UICC TNM 项目。她的研究领域还包括将现代信息、通信技术应用于肿瘤防控。高斯伯德罗维兹博士是第 7 版《恶性肿瘤 TNM 分期》(Wiley,2009 年)的共同主编,也是第 2 版、第 3 版《UICC 肿瘤预后因素》(Wiley,2001 年,2006 年)的主编。

克里斯坦·维特金德

德国莱比锡大学病理研究所所长,病理学教授。

维特金德博士参与肿瘤分期工作超过 20 年。他是 UICC TNM 核心委员会成员,是德语区 TNM 分期委员会主席,并承担了所有的有关 UICC TNM 问题的解释工作。他是第 5 版、第 6 版和第 7 版《恶性肿瘤 TNM 分期》(Wiley, 1997 年,2002 年和 2009 年)的共同主编,是第 2 版、第 3 版、第 4 版《TNM 分期补充材料》(Wiley, 2001 年,2003 年和 2012 年)的主编,是第 6 版《恶性肿瘤 TNM 分期图谱》(Wiley, 2014 年)的主编。

编者名单

B. O'Sullivan, MD
加拿大多伦多大学玛格丽特公主肿瘤中心放射肿瘤科
教授

M. Mason, MD
英国卡迪夫大学医学院肿瘤研究所教授

H. Asamura, MD
日本东京庆应大学医学院胸外科主任,外科学教授

A. Lee, MD
中国香港大学深圳医院肿瘤内科主任,教授

E. Van Eycken, MD
比利时布鲁塞尔比利时肿瘤登记中心

L. Denny, MB, ChB
南非开普敦大学健康科学系主任,南非医学研究委员会
主任, 妇科肿瘤研究中心主任,Groote Schuur 医院妇产
科主任

M.B. Amin, MD
美国田纳西州大学医学院病理学系主任,教授

S. Gupta. MD
加拿大多伦多儿童医院血液/肿瘤科, 多伦多大学儿科
系,助理教授

"能把事情安排妥当的人被称为智者。"

Thomas Aguinas

　　仅以此第 8 版献给莱斯利·索宾博士。莱斯利·索宾博士是病理医生,并长期担任 UICC TNM 预后因素项目委员会主席。作为国际知名的病理学家,他将毕生执业生涯全部献给了促进全球疾病标准化分期,特别是病理学和肿瘤分期事业。这是自第 4 版以来,唯一一本他没有直接参与的版本,然而他的学术思想仍贯穿于本版的全部。

章节编者名单

导言	J.D. Brierley
	M.K. Gospodarowicz
	B. O'Sullivan
	Ch. Wittekind
头颈部肿瘤	B. O'Sullivan
甲状腺癌	J.D. Brierley
上消化道肿瘤	Ch. Wittekind
下消化道肿瘤	J.D. Brierley
肝胆肿瘤	Ch. Wittekind
肺、胸膜和胸腺肿瘤	H. Asamura
骨和软组织肿瘤	B. O'Sullivan
皮肤肿瘤	A. Lee, J.D. Brierley, B. O'Sullivan
乳腺癌	E. Van Eycken
妇科肿瘤	L. Denny
泌尿系肿瘤	M.K. Gospodarowicz, M. Mason
眼部肿瘤	Ch. Wittekind
恶性淋巴瘤	M.K. Gospodarowicz
儿童肿瘤	S. Gupta, J.D. Brierley
基本 TNM 分期	J.D. Brierley, B. O'Sullivan
AJCC 联络人	M.B. Amin

此外,编委会感谢下列人员为本书的出版所做的贡献:

头颈部肿瘤	UICC 咨询委员会(见 www.uicc.org)
胸腺肿瘤	F. Detterbeck
皮肤鳞状细胞癌	C. Schmults, K. Nehal
基本 TNM 分期	F. Bray, M. Parkin, M. Pineros, K.Ward, M.Eruik, A. Znaor
儿童肿瘤	L. Frazier, J. Aitken
专家委员会成员	见 www.uicc.org
国际咨询团成员	见 www.uicc.org

中文版前言

国际抗癌联盟发布的第 8 版《恶性肿瘤 TNM 分期》由加拿大詹姆斯·D.布瑞雷教授、玛丽·K.高斯伯德罗维兹教授和德国克里斯坦·维特金德教授担任主编,国际抗癌联盟成员、相关国际机构的有关专家以及来自 20 余个国家的 TNM 分期委员会的国际代表参与了编写工作。该书的出版还获得了美国疾病预防控制中心科研基金的资助。

第 8 版《恶性肿瘤 TNM 分期》包含了 71 种恶性实体肿瘤的 TNM 分期,与第 7 版《恶性肿瘤 TNM 分期》相比,大多数肿瘤的 TNM 分期没有做大的修改和变动。但是,对头颈部肿瘤、食管癌、食管胃结合部癌、胃癌、肝胆肿瘤、神经内分泌肿瘤、肺癌、骨肿瘤、皮肤肿瘤的 TNM 分期进行了不同程度的修改。在导言中增加了分期和预后分组,以及基本 TNM 分期的概念。间隔 4 版(4~7 版)以后,本版又将儿童肿瘤的 TNM 分期纳入,但是编者指出,儿童肿瘤 TNM 分期的纳入不能取代临床医生在治疗具体患者时使用的分期系统。此外,在第 8 版分期中引入了一种新的预后分期,即在传统解剖学因素基础上联合了生物学因素。2017 年 *JAMA Oncol.* (doi:10.1001/jamaoncol.2017.4298)曾刊登过来自美国 MD 安德森癌症中心的数据,该数据显示联合生物学因素可明显提高对乳腺癌患者预后分期的精准度。第 8 版中胃癌 TNM 分期是基于国际胃癌学会 UICC TNM 分期项目的推荐而进行了相应的修改。该项目历时 7 年,收集了 15 个国家、59 个研究机构的 25 411 例有完整随访数据的病例资料。这其中第一次包括了来自天津医科大学肿瘤医院、北京大学肿瘤医院以及上海交通大学医学院附属瑞金医院的 1000 例病例随访资料。因此第 8 版中胃癌 TNM 分期真正做到了国际化。

第 7 版《恶性肿瘤 TNM 分期》中文版由天津科技翻译出版有限公司于 2012 年出版。此次,在出版社的大力支持下,由来自天津医科大学肿瘤医院、天津医科大学眼科医院的 30 余位从事临床一线工作的中青年专家共同翻译了本书。本书的出版可以帮助我国从事肿瘤防治的临床及基础研究人员了解和掌握最新的国际恶性肿瘤 TNM 分期原则、方法及标准,为规范我国(特别是综合医院和基层医疗机构)临床肿瘤防治以及我国恶性肿瘤 TNM 分期与国际接轨做出贡献。作为世界恶性肿瘤大国,随着健康中国建设的不断深入,相信在不久的未来,会有更多的来自中国的数据被国际 TNM 分期所采用,以造福广大肿瘤患者。

由于译者、校对者的水平和能力有限,翻译过程中疏漏谬误之处在所难免,恳请广大读者不吝指正。

(另:在翻译过程中,原英文版出版社及时提供了多处勘误信息,已在中文版中逐一进行了纠正。)

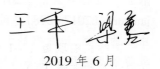

2019 年 6 月

前　言

第 8 版《恶性肿瘤 TNM 分期》中的很多肿瘤部位与第 7 版保持一致[1]。但是也新增加了些肿瘤病变和解剖部位，并对一些肿瘤进行了修订：修订原则尽量保持与既往版本的连续性。修订和增加的内容反映了在有关预后及评估预后新技术方面的新数据[2]。一些修订内容作为提案曾经被放在《TNM 分期补充材料》中[3]，随后的证据支持将其纳入 TNM 分期。有关甲状旁腺癌和副神经节瘤的新提案将被纳入下一版《TNM 分期补充材料》中。

在第 7 版中，一种新的方法被采用，用以区分分期和预后分组，并将其他一些预后因素应用于 T、N、M 分期。这种新的预后分组被应用于食管癌和前列腺癌分期中。在第 8 版中，如果仅描述病变的解剖学程度，采用"分期"；如果同时增加了其他预后因素，则采用"预后分组"[4]。

第 7 版和第 8 版之间的变更部分用黑条在正文左侧进行了标注。为了避免概念混淆，建议读者引用参考文献列表中 TNM 出版物的版本和年份。

在 TNM 网站（http://www.uicc.org），读者可查到常见的有关 TNM 分期的问题解答和评论。在该网站，读者还可查到更新与勘误内容。

国际抗癌联盟 TNM 预后因素项目建立了一个机制以便评价和改进 TNM 分期。这项旨在持续系统性改进的项目包含两方面的工作：①评估专家的正式提案；②每年定期检索与改进 TNM 分期相关的文献。UICC 专家组成员和 TNM 分期预后因素项目委员会成员对专家提案和文献检索内容进行评估[5]。各国的 TNM 分期委员会均参与了该项工作。详细内容及提案构想备忘录等可以在 www.uicc.org 网站查询。

参考文献

1　Sobin LH, Gospodarowicz MK, Wittekind Ch., eds. *International Union Against Cancer (UICC). TNM Classification of Malignant Tumours,* 7th edn. New York: Wiley, 2009.
2　Gospodarowicz MK, O'Sullivan B, Sobin LH, eds. *International Union Against Cancer (UICC): Prognostic Factors in Cancer,* 3rd edn. New York: Wiley, 2006.
3　Wittekind Ch, Compton CC, Brierley J, Sobin LH, eds. *International Union Against Cancer (UICC): TNM Supplement. A Commentary on Uniform Use,* 4th edn. Oxford: Wiley Blackwell Publications, 2012.
4　Amin MB, Edge SB, Greene FL, et al., eds. *American Joint Committee on Cancer (AJCC) Cancer Staging Manual,* 8th edn. New York: Springer, 2017.
5　Webber C, Gospodawowicz M, Sobin LH, et al. Improving the TNM Classification: findings from a 10 year continuous literature review. *Int J Cancer* 2014; 135: 371–378.

致　谢

编者们对参与该工作的 TNM 分期预后因素项目委员会成员、各国分期委员会国际代表以及核心组专家表示衷心的感谢。

特别感谢 Patti Groome 教授和 Colleen Webber 女士分别对 2015 年和 2016 年相关文献检索的监管。第 8 版《恶性肿瘤 TNM 分期》是基于由 UICC 和 AJCC 秘书处支持和组织的一系列专家咨询会议的成果。

该书的出版获得了美国疾病预防控制中心(CDC)科研基金 1U58DP001818 和 1U58DP004965 的资助。本书的内容仅限于编者的意见,并不代表 CDC 的官方意见。

参与 TNM 分期的机构

CDC　　美国疾病预防控制中心

FIGO　　国际妇产科联盟

IACR　　国际癌症登记联盟

IARC　　国际癌症研究机构

IASLC　　国际肺癌研究学会

ICCR　　国际癌症报告合作组织

WHO　　世界卫生组织

国家委员会

澳大利亚和新西兰	国家 TNM 分期委员会
奥地利、德国、瑞士	德语区 TNM 分期委员会
比利时	国家 TNM 分期委员会
巴西	国家 TNM 分期委员会
加拿大	国家分期顾问委员会
中国	中国国家 TNM 分期委员会
丹麦	国家 TNM 分期委员会
海湾国家	TNM 分期委员会
印度	国家 TNM 分期委员会

以色列	国家癌症分期委员会
意大利	意大利预后系统项目
日本	日本联合委员会
拉丁美洲与加勒比海地区	皇家拉丁美洲肿瘤分期委员会
荷兰	国家分期委员会
波兰	国家分期委员会
新加坡	国家分期委员会
西班牙	国家分期委员会
南非	国家分期委员会
土耳其	土耳其国家癌症分期委员会
英国	国家分期委员会
美国	美国癌症联合委员会

国际抗癌联盟 TNM 分期委员会成员

　　1950 年，国际抗癌联盟成立了肿瘤命名和统计委员会。1954 年，该委员会被称为肿瘤临床分期和应用统计委员会。1966 年，被命名为 TNM 分期委员会。考虑到新的预后因素，1994 年该委员会又被命名为 TNM 预后因素委员会。2003 年，主要委员会被命名为"TNM 预后因素核心组"。服务于上述委员会的成员名单可以在网站（www.uicc.org）查到。

2016 年国际抗癌联盟 TNM 预后因素核心组成员名单

Asamura，H.	日本
Brierley，J.D.	加拿大
Compton，C.C.	美国
Gospodarowicz，M.K.	加拿大
Lee, Anne	中国
Mason, M.	英国
O'Sullivan，B.	加拿大
Van Eycken, E.	比利时
Wittekind, Ch.	德国

目 录

本书配有读者交流群

微信扫描最后一页二维码,入群获取 TNM 研究资源,与群友分享学习心得和实践经验。

导　言

1943—1952 年,法国学者 Pierre Denoix 研发了恶性肿瘤的 TNM 分期系统[1]。

1950 年,国际抗癌联盟(UICC)成立了肿瘤命名和统计委员会,并采纳了世界卫生组织(WHO)肿瘤病例登记分委员会提出的恶性肿瘤局部浸润范围的定义及其统计数据,作为其临床分期工作的基础[2]。

1958 年,基于提交的统计数据结果,委员会首次出版了有关乳腺癌和喉癌的临床分期建议[3]。

1959 年出版了修订版的乳腺癌分期建议,用于接下来 5 年(1960—1964 年)间的临床应用及评估[4]。1968 年,一本小册子,*Livre de Poche* 出版[5],一年以后又出版了补充小册子,详述了以下推荐:成立专门研究项目,进行肿瘤最终结果评价,以及生存率的确定和表述[6]。*Livre de Poche* 随后被翻译成 11 种语言。1974 年和 1978 年,第 2 版和第 3 版[7,8]相继出版,包括了新增部位肿瘤的分期,1987 年出版了第 4 版[9]。

1993 年,《TNM 分期补充材料》出版[10],目的是通过实例详细解释 TNM 分期原则,以促进 TNM 分期系统使用的统一。第 2 版、第 3 版和第 4 版分别于 2001、2003 和 2012 年出版[11-13]。

2014 年,该项目组还出版了《恶性肿瘤 TNM 分期图谱》第 6 版,作为第 7 版《恶性肿瘤 TNM 分期》的姊妹篇[14]。

1995 年,《肿瘤预后因素》出版[15],其对身体各部位肿瘤的解剖和非解剖性预后因素进行了汇编和讨论。2001 年[16]和 2006 年[17]分别出版了第 2 版和第 3 版。

现在的第 8 版《恶性肿瘤 TNM 分期》中的分期原则与第 8 版《AJCC 恶性肿瘤分期手册》(2017 年)[18]一致。虽然 UICC 和 AJCC 的目标是制订一致的分期系统,但也存在微小的差别,在脚注中加以说明。UICC 分期将最大限度地基于已发表的循证依据。

发展并维持一个被广泛接受的分期系统,需要不同国家和国际委员会之间的密切合作。如上所述,分期是基于已发表的证据,如果有缺乏高级别证据而产生争议的问题,则基于国际共识。持续进行的 UICC 项目旨在实现完全的解剖学范围的恶性肿瘤分期。

注:*欲了解更详细的内容,请参阅 www.uicc.org

TNM 分期原则

根据解剖学范围,将恶性肿瘤病例分组,称为"期"。其分期依据是基于临床实践中观察到的局限期肿瘤患者的生存率高于出现扩散的肿瘤患者的生存率。事实上,肿瘤诊断时的分期不仅反映了肿瘤本身的增殖和进展,也反映了肿瘤的类型和肿瘤-宿主关系。

在诊断时准确记录每一个部位的疾病解剖范围信息尤为重要,因为其可以为下列目的提供重要参考:

1. 帮助临床医生制订治疗方案。

2. 提供疾病预后指标。

3. 协助评估治疗疗效。

4. 方便不同治疗中心间的信息交换。

5. 有助于对人类癌症的持续研究。

6. 为肿瘤控制项目提供支持。

肿瘤分期是诊治患者、研究和肿瘤控制的基础。肿瘤控制项目包括直接的患者诊治相关项目、临床诊治规范开发和执行，以及中心化项目，如在以监控和计划肿瘤系统为目的的肿瘤登记处记录疾病范围。记录肿瘤的分期是临床实践中评估患者预后和肿瘤进展的基础。然而，为了评估人群的远期疗效，保持一个稳定的分期是非常重要的。因此，学界出现了两种不同的声音：一方认为应该根据最新获得的医学知识及时更新分期内容；另一方则认为应该保持分期内容不变以便于纵向研究。UICC 项目致力于满足双方的需要。

根据疾病范围制订的癌症分期的国际共识提供了一种将疾病范围准确无误转述给他人的方法。

肿瘤分期有很多轴线：例如，解剖部位、疾病的临床和病理学范围、症状或体征持续的时间、患者的性别和年龄，以及组织学类型和肿瘤分级等。所有上述因素均影响疾病的预后。疾病的解剖学范围是 TNM 分期系统描述的主要内容。

临床医生的首要任务是针对已经诊断的肿瘤患者做出疾病的预后判断和确定最有效的治疗方案。为了做到这一点，对疾病解剖范围的客观评估是必要的前提。

为了达到上述目的，需要建立一个分期系统：

1. 无论采取什么治疗,分期的基本原则适用于所有部位。

2. 随后组织病理学和(或)手术获得的进一步信息可对其加以补充。

TNM 分期系统符合上述要求。

TNM 分期系统的基本原则[a,b]

用于描述疾病解剖范围的 TNM 分期系统是基于以下三方面的内容进行评估的:

T:原发灶的范围。

N:是否存在区域淋巴结转移及其转移范围。

M:是否存在远处转移。

这三方面的内容加上数字表明恶性肿瘤的程度,例如:

T0、T1、T2、T3、T4;N0、N1、N2、N3;M0、M1

该系统实际上是用来描述某种特定恶性肿瘤病变程度的"速记符号"。

适用于所有部位肿瘤的基本原则如下:

1. 所有病例均应该通过显微镜进行确认,如果没有,必须另行报告。

2. 每个部位都有两种分期方法,即:

(1)临床分期:治疗前的临床分期缩写为 TNM(或 cTNM),其对选择和评价治疗方法至关重要。这一部分是基于未经治疗的临床证据。例如,通过查体、影像学检查、内镜检查、活检、手术探查以及其他相关检查获取的证据。

(2)病理学分期:术后组织病理学分期缩写为 pTNM。用于指导辅助治疗,并为评估预后和最终结果提供额外数据。这是基于治疗前获得的证据,结合手术和病理学检查获得的新证据进行补充和修订。原发肿瘤(pT)的病理学评估要求切除原发灶或充分活检以评价最高的 pT 分期。区域淋巴结(pN)的病理学评估要求切除足够多的淋巴结,以证实不存在淋巴结转移(pN0),或足以评估最高的 pN 分期。缺乏原发灶病理学评估的淋巴结切除活检不能充分评估 pN 分期,仅是一个临床分期。对远处转移(pM)的病理学评估需要在显微镜下进行。

3. 分为 T、N、M 和(或)pT、pN、pM 以后,可以归为不同的组别以形成分期。TNM 分类和分期一旦确定,就必须在医疗记录中保持不变。

只有为了癌症监控目的,当缺乏部分临床或病理学分期信息时,临床和病理学数据才能被整合使用。

4. 如果对特定的病例进行正确的 T、N、M 分期存在疑问,建议选择较低的分期,这同样适用于 TNM 分期。

5. 在同一器官有多发肿瘤的病例,应按最高 T 分期的肿瘤进行分期,并将多发肿瘤的数目在括号中注明,如 T2(m)或 T2(5)。对于成对器官两侧同时存在原发肿瘤时,应该对每个肿瘤进行单独分期。对于肝脏、卵巢和输卵管肿瘤,多发性是 T 分期的标准。对于肺部肿瘤,多发性可能涉及 M 分期。

6. 只要推荐的基本定义不变,TNM 分类和分期的定义在用于临床或研究目的时就可以被重叠和延伸。例如,可以将 T、N 或 M 中的任一分期细化成亚组。

注:a. 欲获得更多有关分期信息,请参阅《TNM 分期补充材料》。

b. 在 UICC 网站(www.uicc.org)可以检索到教育模式。

解剖区域和分区

本分期的部位是按照国际肿瘤分类代码排列的[19]。各个区域或分区按以下标题进行描述：

- 使用 TNM 分期流程的分期原则；
- 解剖分区及亚区(如果适用)；
- 区域淋巴结的定义；
- TNM 临床分期；
- pTNM 病理学分期；
- G 组织病理学分级；
- 分期和预后分组；
- 预后因素表。

TNM 临床分期

通篇使用以下通用定义：

T:原发肿瘤

TX　原发肿瘤无法评估

T0　无原发肿瘤证据

Tis　原位癌

T1 – T4　原发肿瘤大小增加和(或)局部范围扩大

N:区域淋巴结

NX　区域淋巴结转移无法确定

N0　无区域淋巴结转移

N1 – N3　区域淋巴结受累逐渐增加

M:远处转移*

M0　无远处转移

M1　有远处转移

注:*由于转移的临床评价只能根据体格检查,因此人们认为 MX 分级不恰当。(MX 的运用可能导致无法分期。)

M1 分期按照以下代码注释:

肺部	PUL（C34）	骨髓	MAR（C42.1）
骨	OSS（C40,41）	胸膜	PLE（C38.4）
肝	HEP（C22）	腹膜	PER（C48.1,2）
脑	BRA（C71）	肾上腺	ADR（C74）
淋巴结	LYM（C77）	皮肤	SKI（C44）
其他	OTH		

TNM 分期系统的细分

　　某些需要更具体分期的肿瘤,其主要分期可以进一步细分(例如,T1a、T1b 或,N2a、N2b)。

pTNM 病理学分期

　　通篇使用以下通用定义:

pT:原发肿瘤

pTX　原发肿瘤无法进行组织学评估

pT0　无原发肿瘤的组织学证据

pTis　原位癌

pT1－4　组织学上原发肿瘤大小和(或)范围增加

pN:区域淋巴结

pNX　组织学上区域淋巴结转移无法确定

pN0　组织学证实无区域淋巴结转移

pN1－3　组织学证实区域淋巴结受累逐渐增加

注:1. 原发肿瘤直接侵犯淋巴结,分类为淋巴结转移。

2. 肿瘤种植(卫星灶),例如,肉眼或镜下位于原发灶淋巴引流区的癌巢或癌结节,没有组织学证据证实结节内存在淋巴结结构。这种情况可能提示跳跃转移、静脉侵犯(V1/2)或淋巴结完全被癌结节取代。如果病理学证实淋巴结完全被癌结节取代(通常具备一个平滑的边界),应该被记录为一个阳性淋巴结。同时每一个这样的结节在最终的 pN 分期中都应该被单独作为一个淋巴结计算。

3. 除区域淋巴结以外,任何其他部位的淋巴结转移都应该被视为远处转移。

4. 当大小作为 pN 分期的标准时,应该测量转移的淋巴结而非整个淋巴结。应该测量肿瘤的最大径。

5. 若仅仅为微转移病例,例如,所有转移灶均≤2mm时,则需要标记为"(mi)",即 pN1(mi)。

前哨淋巴结

　　前哨淋巴结是第一个发生由原发灶经淋巴引流转移的淋巴结。如果它包含有转移的肿瘤,则预示着其他淋巴结也可能含有肿瘤;如果它没有被肿瘤侵犯,则提示其他淋巴结也不太可能被肿瘤侵犯。偶尔也可能存在一个以上的前哨淋巴结。

试图评估前哨淋巴结时,采用以下名称:

(p)NX(sn)　前哨淋巴结转移无法评估

(p)N0(sn)　无前哨淋巴结转移

(p)N1(sn)　有前哨淋巴结转移

孤立性肿瘤细胞

孤立性肿瘤细胞(ITC)是指单一肿瘤细胞或最大径不超过 0.2mm 的小细胞簇。通常可以借助常规 H&E 染色或免疫组化方法检测出来。针对乳腺癌提出的一个附加的标准是,在一个组织切片中的一簇细胞群细胞数少于 200 个。对于其他部位肿瘤,一簇细胞应该少于或等于 20 个肿瘤细胞;不同部位肿瘤的 ITC 定义可能不同。ITC 通常并不能作为转移活性的依据(例如增殖或基质反应)或穿透血管或淋巴窦壁的证据。淋巴结或远处部位存在 ITC 的病例应该被分别归类为 N0 或 M0。这一分期规则同样适用于通过诸如流式细胞仪或 DNA 分析等非形态学技术发现有肿瘤细胞或其成分的病例。皮肤恶性黑色素瘤和默克尔细胞癌除外,一旦在淋巴结内发现 ITC,该病例将被归类为 N1a(临床隐匿)或 N2a。应该对这些病例进行单独分析[20]。具体分期如下:

(p)N0　　　组织学检查显示不存在区域淋巴结转移,未检出 ITC

(p)N0(i-)　组织学检查显示不存在区域淋巴结转移,ITC 形态学检查阴性

(p)N0(i+)　组织学检查显示不存在区域淋巴结转移,ITC 形态学检查阳性

（p）N0（mol－）　组织学检查显示不存在区域淋巴结转移，ITC 非形态学检查阴性

（p）N0（mol＋）　组织学检查显示不存在区域淋巴结转移，ITC 非形态学检查阳性

前哨淋巴结内存在或检出 ITC 的病例，可以做如下分期：

（p）N0（i－）（sn）　组织学检查显示不存在前哨淋巴结转移，ITC 形态学检查阴性

（p）N0（i＋）（sn）　组织学检查显示不存在前哨淋巴结转移，ITC 形态学检查阳性

（p）N0（mol－）（sn）组织学检查显示不存在前哨淋巴结转移，ITC 非形态学检查阴性

（p）N0（mol＋）（sn）组织学检查显示不存在前哨淋巴结转移，ITC 非形态学检查阳性

pM：远处转移 *

pM1　镜下证实有远处转移

注：* pM0 和 pMX 不是有效的分期。

pM1 分期可以按照 M1 的方式进一步明确（见第 7 页）。

通过形态学技术在骨髓中发现 ITC，按照 N 分期进行分期，例如 M0（i＋）。对于非形态学研究证实的 ITC，除使用 M0 以外，还应该加后缀"mol"，例如 M0（mol＋）。

组织病理学分级

在大多数部位,有关原发肿瘤的进一步信息可以按照下列标题记录:

G:组织病理学分级

GX　分化程度无法评估

G1　高分化

G2　中分化

G3　低分化

G4　未分化

注:

- 3 级和 4 级在某些情况下可以合并为"G3 – 4,低分化或未分化"。

- 对于乳腺、子宫体和前列腺癌,推荐使用特殊的分级系统。

附加描述

对于 TNM 或 pTNM 分期中特殊病例的鉴别,可能要用到 m、y、r 及 a 等符号。尽管它们并不影响分期,但是提示这些病例需要进行单独分析。

符号 m:后缀 m(在括号内)用来表明在单个部位存在多个原发肿瘤。见 TNM 分期基本原则第 5 条。

符号 y:对于那些在多学科综合治疗期间或之后进行分期的病例,cTNM 或 pTNM 分级由前缀 y 标识。ycTNM 或 ypTNM 分期反映肿瘤检查时的实际肿瘤范围。y 分类方法不是多学科综合治疗之前肿瘤范围的评估。

符号 r：无病生存后肿瘤复发的分期通过加前缀 r 表示。

符号 a：前缀 a 表示首次分期是由尸检获得的。

首选描述符

L：淋巴侵袭

LX　无法评估淋巴侵袭

L0　无淋巴侵袭

L1　有淋巴侵袭

V：静脉侵袭

VX　无法评估静脉侵袭

V0　无静脉侵袭

V1　镜下静脉侵袭

V2　肉眼静脉侵袭

注：肉眼静脉壁受累（静脉内无肿瘤）被划分为 V2。

Pn：神经侵袭

PnX　无法评估神经侵袭

Pn0　无神经侵袭

Pn1　有神经侵袭

残留肿瘤（R）的分期[*]

治疗后是否存在残留的肿瘤可以用符号 R 来描述。具体请参阅《TNM 分期补充材料》（见前言，参考文献 3）。

采用 TNM 和 pTNM 来描述病变的解剖范围时通常没有考虑到治疗的因素。通过加符号 R,可以说明治疗后肿瘤状态。它(R)反映了治疗的效果并影响后续治疗方案的制订,是影响患者预后的重要因素。

R 分类的定义如下:

RX　无法评估是否有残留肿瘤

R0　无残留肿瘤

R1　镜下肿瘤残留

R2　肉眼肿瘤残留

注:*有些学者认为,R 分类仅适用于原发肿瘤及其局部或区域范围,其他学者则主张在更广的范围(包括远处转移)应用。使用 R 分类时,应该注明具体用法。

分期和预后分组

TNM 分期系统被用于描述和记录疾病的解剖学范围。为了便于制表和分析,将这些类别精简为分组。为了保持一致性,在 TNM 分期系统中将原位癌划分为 0 期;通常将局限于器官的肿瘤划分为 Ⅰ 期和 Ⅱ 期;将局部广泛转移,特别是区域淋巴结转移划分为 Ⅲ 期;将远处转移划分为 Ⅳ 期。采取的分期分组应该尽量确保每一组患者在生存率上基本一致,同时各组间患者的生存率存在显著差异。

对于病理学分期分组而言,如果能够获得足够多的组织用于病理学检查,以评估最高级别的 T 和 N 分期,那么 M1 既可以是临床分期(cM1)也可以是病理学分期(pM1)。但是,只有远处转移获得病理学诊断(pM1)时,TNM 分期才属于病理学分期。

尽管根据 TNM 分期获得的疾病解剖范围是预测癌症患者预后的重要指标,但是许多其他因素也明显影响患者的预后,结果反映在不同的分期分组中。对甲状腺癌而言,不同的组织学类型被定义为不同的期别。在本版分期中,新增加了口咽癌 HPV 相关癌的分期不同于非HPV 相关癌的内容。一些影响因素已被纳入 TNM 分期分组中,例如,不同组织学类型(甲状腺)、不同的主要预后因素组(甲状腺癌患者的年龄)以及病因学(HPV 相关性口咽癌)。在本版分期中,"分期"的概念被定义为疾病的解剖范围,而"预后分组"则是结合了其他预后因素。组织学上,不同甲状腺癌患者的年龄以及软组织肉瘤的分级,所有这些因素与疾病的解剖范围相结合以获得分期,上述两个部位的这种分期仍保持"分期"的定义,而不是"预后分组"。

预后因素分期

预后因素可以被分成下列有关因素:

• 疾病的解剖范围:在诊断时描述患者疾病的解剖范围。一般来说,是指 TNM 分期,但是可能也包括反映肿瘤负荷的肿瘤标志物,例如前列腺癌的前列腺癌特异性抗原(PSA)或结直肠癌的癌胚抗原(CEA)。

• 肿瘤概况:包括肿瘤的病理(例如分级)和分子特征,以及反映其生物学行为的基因表达类型。它们可能是:

○ 预测因素

○ 预后因素

○ 伴随诊断标志物

● 患者概况：包括肿瘤宿主相关的因素。可以是人口统计学因素，例如年龄和性别，或获得性的，例如免疫缺陷和功能状态。

● 环境：可能包括治疗相关因素和教育（专家的意见、与患者沟通和卫生保健的实施等）以及就医流程的质量。

在描述预后因素时，界定影响预后的因素以及患者预后轨迹非常重要。TNM 分期描述的解剖范围被定义为生存预后。

在第 2 版《恶性肿瘤 TNM 分期》中，针对不同部位的肿瘤，采取表格形式，以便于在诊断为恶性肿瘤时即可以确定预后因素，以及考虑其是基本的、附加的，还是新的和前景因素[16]。在第 3 版时表格又被更新[17]，此后被不断更新，并被整合编入第 9 版《UICC 临床肿瘤学手册》[21]。基本因素是那些被要求补充疾病的解剖范围的因素，以决定治疗方案（已被临床实践指南所确认的）。第 9 版《UICC 临床肿瘤学手册》中的表格在本版中被采纳。某些不常见的肿瘤没有表格式分期。

UICC 预后因素表举例

预后因素	肿瘤相关因素	宿主相关因素	环境相关因素
基本因素[*]	疾病的解剖范围	年龄	与患者沟通放射治疗的可行性
附加因素	肿瘤体积 肿瘤标志物水平 程序性死亡 1（PD－1）受体及其配体（PD－L1）	种族 性别 心功能	在特殊水平上（例如手术或放疗）关于治疗的专家意见
新的和前景因素	表皮生长因子受体 基因表达类型	种系 p53	信息沟通

注：[*] 作为决定治疗方案所必需的基本因素的原型可以从临床实践指南中获得。

Source：*UICC Manual of Clinical Oncology*，Ninth Edition. Edited by Brian O'Sullivan, James D. Brierley, Anil K. D'Cruz, Martin F. Fey, Raphael Pollock, Jan B. Vermorken and Shao Hui Huang. © 2015 UICC. Published 2015 by John Wiley & Sons, Ltd.

基本 TNM 分期

有关疾病解剖范围的陈述或分期的信息可以提供追加的有关发病率和死亡率的有价值的信息，这对人群肿瘤的监控并确定肿瘤负荷具有非常重要的意义[22]。然而，在中低收入国家，肿瘤登记经常不能提供有效的信息以获得完整的 TNM 分期数据，这可能是由于缺乏进行必要的疾病调查的能力，或者缺乏完整的信息记录。基于这种现状，UICC TNM 项目与国际癌症研究机构和（美国）国家癌症研究院共同开发了一个新的"基本 TNM 分期",采取这种分期方法,可以在不能获得完整信息的情况下收集分期数据。到目前为止,基本 TNM 分期计划已应用于乳腺、宫颈、结肠和前列腺癌,并且被纳入本版本中,可以在 www.uicc.org 下载。

儿童肿瘤 TNM 分期

从第 4 版开始,UICC《恶性肿瘤 TNM 分期》未纳入任何儿童肿瘤的分期。这一决定源于大多数儿童肿瘤缺乏国际标准分期系统。为了能够借助以人口为基础的肿瘤登记系统收集分期数据,需要针对肿瘤分期达成共识。基于上述认识,2014 年召开了专家共识会,作为会议的成果,出版了基于人口监控为目的的儿童恶性肿瘤分期推荐稿[23]。儿童肿瘤 TNM 分期的出版不是为了取代临床医生在治疗具体患者时使用的分期系统,而是便于在以人口为基础的肿瘤登记中收集分期信息。

相关的分期系统

自 1958 年起,WHO 参与了一项旨在提供一个国际普遍接受的肿瘤病理组织学诊断标准的计划。这项计划的成果是《肿瘤国际组织学分期》,为一系列图解丛书,对不同肿瘤类型进行定义,并提出一个系统命名法。《WHO 肿瘤分期——肿瘤病理和肿瘤基因》是一个新的系列,继续在这方面进行努力(详见 www.iarc.fr)。

WHO 国际疾病分类肿瘤部分(ICD-O-3)[19]是一个通过测量学和形态学对肿瘤进行编码的系统,并提示肿瘤行为（例如恶性，良性）。在肿瘤形态学领域，这种编码命名法与医学系统化命名法（SNOMED）[24]是完全一致的。

为了促进肿瘤研究领域，特别是临床研究者的国内和国际合作，推荐使用《WHO 肿瘤分期》对肿瘤类型进行定义和分期，使用 ICD－O－3 代码作为数据保存和检索。

（梁寒　王平　译）

参考文献

1 Denoix PF. Nomenclature des cancer. *Bull Inst Nat Hyg* (Paris) 1944: 69–73; 1945: 82–84; 1950: 81–84; 1952: 743–748.

2 World Health Organization. *Technical Report Series*, number 53, July 1952, pp. 47–48.

3 International Union Against Cancer (UICC) Committee on Clinical Stage Classification and Applied Statistics. *Clinical Stage Classification and Presentation of Results, Malignant Tumours of the Breast and Larynx*. Paris, 1958.

4 International Union Against Cancer (UICC) Committee on Stage Classification and Applied Statistics. *Clinical Stage Classification and Presentation of Results, Malignant Tumours of the Breast*. Paris, 1959.

5 International Union Against Cancer (UICC). *TNM Classification of Malignant Tumours*. Geneva, 1968.

6 International Union Against Cancer (UICC). *TNM General Rules*. Geneva, 1969.

7 International Union Against Cancer (UICC). *TNM Classification of Malignant Tumours*, 2nd edn. Geneva, 1974.

8 International Union Against Cancer (UICC) Harmer MH, ed. *TNM Classification of Malignant Tumours*, 3rd edn. Geneva, 1978. (Enlarged and revised 1982.)

9 International Union Against Cancer (UICC) Hermanek P, Sobin LH, eds. *TNM Classification of Malignant Tumours*, 4th edn. Berlin, Heidelberg, New York: Springer Verlag, 1987. (Revised 1992.)

10 International Union Against Cancer (UICC) Hermanek P, Henson DE, Hutter RVP, Sobin LH, eds. *TNM Supplement. A Commentary on Uniform Use*. Berlin, Heidelberg, New York: Springer Verlag, 1993.

11 International Union Against Cancer (UICC) Wittekind Ch, Henson DE, Hutter RVP, Sobin LH, eds. *TNM Supplement. A Commentary on Uniform Use*, 2nd edn. New York: Wiley, 2001.

12 International Union Against Cancer (UICC) Wittekind Ch, Green FL, Henson DE, Hutter RVP, Sobin LH, eds. *TNM Supplement. A Commentary on Uniform Use*, 3rd edn. New York: Wiley, 2003.

13 International Union Against Cancer (UICC) Wittekind Ch, Compton CC., Brierley JD, D.Sobin LH, eds. *TNM Supplement. A Commentary on Uniform Use*, 4th edn. New York: Wiley, 2012.

14 Wittekind Ch, Asamura H, Sobin LH, eds.TNM Atlas: Illustrated Guide to the TNM Classification of Malignant Tumours, 6th edn. New York; Wiley, 2014.

15 International Union Against Cancer (UICC) Hermanek P, Gospodarowicz MK, Henson DE, Hutter RVP, Sobin LH, eds. Prognostic Factors in Cancer. Berlin, Heidelberg, New York: Springer Verlag, 1995.

16 International Union Against Cancer (UICC) Gospodarowicz MK, Henson DE, Hutter RVP, et al., eds. Prognostic Factors in Cancer, 2nd edn. New York: Wiley, 2001.

17 International Union Against Cancer (UICC) Gospodarowicz MK, O'Sullivan B, Sobin LH, eds. Prognostic Factors in Cancer, 3rd edn. New York: Wiley, 2006.

18 American Joint Committee on Cancer (AJCC) Amin MB, Edge SB, Greene FL, et al., eds. Cancer Staging Manual, 8th edn. New York: Springer, 2017.

19 Fritz A, Percy C, Jack A, Shanmugaratnam K, Sobin L, Parkin DM, Whelan S, eds. WHO International Classification of Diseases for Oncology ICD-O, 3rd edn. Geneva: WHO, 2000.

20 Hermanek P, Hutter RVP, Sobin LH, Wittekind Ch. Classification of isolated tumour cells and micrometastasis. Cancer 1999; 86: 2668–2673.

21 O'Sullivan B, Brierley J, D'Cruz A, Fey M, Pollock R, Vermorken J, Huang S. Manual of Clinical Oncology, 9th edn. Oxford: Wiley-Blackwell, 2015.

22 The World Health Organization. Cancer Control Knowledge into Action, Guide for Effective Programs. Available at: www.who.int/cancer/modules/en/ (accessed Aug. 2016).

23 Gupta S, Aitken J, Bartels U, et al. Paediatric cancer stage in population-based cancer registries: the Toronto consensus principles and guidelines. Lancet Oncol 2016; 17: e163–172.

24 SNOMED International: The Systematized Nomenclature of Human and Veterinary Medicine. Northfield, Ill: College of American Pathologists. Available at: www.cap.org (accessed Aug. 2016).

> 与 2009 年第 7 版相比,2016 年第 8 版内容变化部分用黑条在正文左侧加以标记。

头颈部肿瘤

头颈部肿瘤包括以下部位的肿瘤：

- 唇和口腔；
- 咽：口咽（p16 阴性和 p16 阳性）、鼻咽、下咽；
- 喉：声门上、声门、声门下；
- 鼻腔和鼻旁窦（上颌窦和筛窦）；
- 不明原发肿瘤：颈部淋巴结；
- 上呼吸消化道的恶性黑色素瘤；
- 大唾液腺；
- 甲状腺。

起源于上呼吸消化道小唾液腺的肿瘤按照肿瘤起源结构部位的原则分类，如口腔癌等。

每个部位的肿瘤按照以下标题进行描述：

- 使用 TNM 分期流程的分期原则，如果其他的方法可以提高治疗前评估的准确性，也可采用；
- 解剖分区及亚区（如果适用）；
- 区域淋巴结的定义；
- TNM 临床分期；
- pTNM 病理学分期；
- 分期；
- 预后因素表。

区域淋巴结

除甲状腺以外,中线位置的淋巴结属于同侧淋巴结。

（段远胜 译　王旭东 校）

唇癌和口腔癌

（ICD - O - 3 C00, C02 - 06）

此分期仅适用于唇红表面的癌和口腔癌,包括小唾液腺癌。需经组织病理学确诊。

以下是 TNM 分期的评估流程:

T 分期　体格检查和影像学检查

N 分期　体格检查和影像学检查

M 分期　体格检查和影像学检查

解剖分区及亚区

唇（C00）

1. 上唇表面（唇红缘）（C00.0）

2. 下唇表面（唇红缘）（C00.1）

3. 口角（C00.6）

口腔（C02.0 - C02.3, C02.9, C03 - C06） [*]

1. 口腔黏膜

　a. 上下唇黏膜（C00.3, 4）

　b. 颊黏膜（C06.0）

　c. 磨牙后区（C06.2）

　d. 上下唇颊龈沟（口腔前庭）（C06.1）

2. 上牙槽和上牙龈（C03.0）

3. 下牙槽和下牙龈（C03.14）

4. 硬腭(C05.0)

5. 舌[*]

　　a. 轮廓乳头前的舌背部和舌侧缘(舌前 2/3)(C02.0,1)

　　b. 舌腹部(C02.2)

6. 口底(C04)

注:[*]舌扁桃体(C02.4)被归为口咽部。

区域淋巴结

　　区域淋巴结是颈部淋巴结。

TNM 临床分期

T:原发肿瘤

TX　　原发肿瘤无法评估

T0　　无原发肿瘤证据

Tis　　原位癌

T1　　肿瘤最大径≤2cm,且浸润深度≤5mm[*]

T2　　肿瘤最大径≤2cm,且 5mm < 浸润深度≤10mm;或
　　　　2cm < 肿瘤最大径≤4cm,且浸润深度≤10mm

T3　　2cm < 肿瘤最大径≤4cm,且浸润深度 > 10mm;或肿瘤
　　　　最大径 > 4cm,浸润深度≤10mm

T4a　　(唇)肿瘤侵透骨皮质、下牙槽神经、口底或面部皮肤
　　　　(颏或鼻)

T4a　　(口腔)肿瘤最大径 > 4cm 且浸润深度 > 10mm,或肿
　　　　瘤侵透下颌骨或上颌骨的骨皮质,或侵犯上颌窦,或
　　　　侵犯面部皮肤

T4b　　(唇和口腔)肿瘤侵犯咀嚼肌间隙、翼板或颅底,或

包绕颈内动脉

注：＊牙龈肿瘤仅侵犯骨或牙槽表面，不归类为 T4a 期。

N：区域淋巴结

NX　区域淋巴结转移无法确定

N0　无区域淋巴结转移

N1　同侧单个淋巴结转移，且最大径≤3 cm，无淋巴结外
　　侵犯

N2　转移描述如下：

　　N2a　同侧单个淋巴结转移，且 3 cm＜最大径≤6 cm，
　　　　无淋巴结外侵犯

　　N2b　同侧多个淋巴结转移，且最大径均≤6 cm，无淋
　　　　巴结外侵犯

　　N2c　双侧或对侧淋巴结转移，且最大径≤6 cm，无淋
　　　　巴结外侵犯

N3a　转移淋巴结最大径＞6 cm，无淋巴结外侵犯

N3b　单个或多个淋巴结转移，伴临床淋巴结外侵犯＊

注：＊临床淋巴结外侵犯定义为：皮肤受累，或软组织受侵
　　深入到周围肌肉或邻近结构，或有神经受侵的临床症
　　状。

　　中线位置的淋巴结属于同侧淋巴结。

M：远处转移

M0　无远处转移

M1　有远处转移

pTNM 病理学分期

pT 分期和临床 T 分期相对应。pM 分期见第 10 页。

pN：区域淋巴结

选择性颈淋巴结清扫术标本的组织学检查通常包括 10 个或更多的淋巴结；根治性或改良根治性颈淋巴结清扫术标本的组织学检查通常包括 15 个或更多的淋巴结。

pNX　区域淋巴结转移无法确定

pN0　无区域淋巴结转移

pN1　同侧单个淋巴结转移，且最大径≤3cm，无淋巴结外侵犯

pN2　转移描述如下：

　　pN2a　同侧单个淋巴结转移，最大径<3cm，伴淋巴结外侵犯；或同侧单个淋巴结转移，3cm<最大径≤6cm，无淋巴结外侵犯

　　pN2b　同侧多个淋巴结转移，最大径均≤6cm，无淋巴结外侵犯

　　pN2c　双侧或对侧淋巴结转移，最大径≤6cm，无淋巴结外侵犯

pN3a　单个淋巴结转移，最大径>6cm，无淋巴结外侵犯

pN3b　单个淋巴结转移，最大径>3cm，伴淋巴结外侵犯；或同侧多个、对侧或双侧单个或多个淋巴结转移，伴淋巴结外侵犯

分期

0 期	Tis	N0	M0
I 期	T1	N0	M0
II 期	T2	N0	M0
III 期	T3	N0	M0
	T1,T2,T3	N1	M0
IVA 期	T4a	N0,N1	M0
	T1,T2,T3,T4a	N2	M0
IVB 期	任何 T	N3	M0
	T4b	任何 N	M0
IVC 期	任何 T	任何 N	M1

预后因素表

口腔癌预后因素

预后因素	肿瘤相关因素	宿主相关因素	环境相关因素
基本因素	T 分期 N 分期 包膜外侵犯 手术切缘	身体状态 其他 （烟草、槟榔、 乙醇）	放疗/化放疗 的剂量
附加因素	肿瘤体积 乏氧	年龄 合并其他疾病	总体治疗/放 疗时间 术后放疗与手 术间隔时间
新的和前 景因素	EGFR 表达 TP53 突变 Bcl – 2 ERCC1	吞咽相关生活 质量 整体生活质量	

Source：UICC Manual of Clinical Oncology, Ninth Edition. Edited by Brian O'Sullivan, James D. Brierley, Anil K. D'Cruz, Martin F. Fey, Raphael Pollock, Jan B. Vermorken and Shao Hui Huang. © 2015 UICC. Published 2015 by John Wiley & Sons, Ltd.

（段远胜 译　王旭东 校）

咽 癌

（ICD – O – 3 C01，C02.4，C05.1 – 2，C09，C10.0，2 – 3，9，C11 – 13）

分期原则

此分期仅适用于咽癌。需经组织病理学确诊。

与第 7 版相比，鼻咽癌改变部分和 p16 阳性口咽癌的分类介绍基于推荐的参考文献[1,2]。

以下是 TNM 分期的评估流程：

T 分期　体格检查、内镜和影像学检查

N 分期　体格检查和影像学检查

M 分期　体格检查和影像学检查

解剖分区及亚区

口咽部（ICD – O – 3 C01，C02.4，C05.1 – 2，C09.0 – 1，9，C10.0，10.9，2 – 3）

1. 前壁（舌会厌区）

　a. 舌根（舌后缘至轮廓乳头部或舌后 1/3）（C01）

　b. 会厌（C10.0）

　c. 舌扁桃体（C02.4）

2. 侧壁（C10.2）

　a. 扁桃体（C09.9）

　b. 扁桃体窝（C09.0）和扁桃体弓（咽腭弓）（C09.1）

　c. 舌扁桃体沟（扁桃体弓）（C09.1）

3. 后壁（C10.3）

4. 上壁

    a. 软腭下面（C05.1）

    b. 悬雍垂（C05.2）

鼻咽部（C11）

1. 后上壁：从软、硬腭相接水平到颅底（C11.0,1）

2. 侧壁：包括罗氏窝（C11.2）

3. 下壁：由软腭上部组成（C11.3）

注：后鼻孔缘包括鼻中隔后缘，属于鼻腔部分。

下咽部（C12,C13）

1. 咽 – 食管连接处（环状软骨后区）（C13.0）：从杓状软骨水平至环状软骨下缘，形成下咽部的前壁

2. 梨状窝（C12.9）：从咽会厌褶至食管上端。外侧缘为甲状软骨，内侧缘为杓会皱襞（C13.1）和杓状软骨及环状软骨的下咽面

3. 咽后壁（C13.2）：从舌骨上水平（或会厌面）到环状软骨下缘，从一侧梨状窝顶端到另一侧梨状窝顶端

区域淋巴结

区域淋巴结是颈部淋巴结。

TNM 临床分期

T：原发肿瘤

TX   原发肿瘤无法评估

T0   无原发肿瘤证据

Tis　原位癌

口咽癌

p16 阴性口咽癌或未行 p16 免疫组化检测的口咽癌。

T1　肿瘤最大径 ≤2cm

T2　2cm < 肿瘤最大径 ≤4cm

T3　肿瘤最大径 >4cm，或侵犯会厌舌面

T4a　肿瘤侵犯以下任意一个部位：喉[*]舌深面或外侧肌（颏舌肌、舌骨舌肌、舌腭肌和茎突舌肌）、翼内肌、硬腭或下颌骨

T4b　肿瘤侵犯以下任意一个部位：翼外肌、翼板、鼻咽外侧、颅底，或包绕颈动脉

注：[*] 舌根和会厌沟的原发肿瘤累及会厌舌面的黏膜不归为喉侵犯。

p16 阳性口咽癌

免疫组化检测肿瘤中 p16 阳性。

T1　肿瘤最大径 ≤2cm

T2　2cm < 肿瘤最大径 ≤4cm

T3　肿瘤最大径 >4cm，或侵犯会厌舌面

T4　肿瘤侵犯以下任意一个部位：喉[*]、舌深面或外侧肌（颏舌肌、舌骨舌肌、舌腭肌和茎突舌肌）、翼内肌、硬腭、下颌骨[*]、翼外肌、翼板、鼻咽外侧、颅底，或包绕颈动脉

注：[*] 舌根和会厌沟的原发肿瘤累及会厌舌面的黏膜不归为喉侵犯。

下咽癌

T1　肿瘤局限于下咽一个亚区（见 29 页），且（或）肿瘤最大径 ≤2cm

T2　肿瘤侵犯一个以上下咽亚区或相邻结构,或 2cm < 肿瘤最大径 ≤4cm,不伴半喉固定

T3　肿瘤最大径 >4cm,或半喉固定,或累及食管黏膜

T4a　肿瘤侵犯以下任意一个部位:甲状软骨、环状软骨、舌骨、甲状腺、食管、中央区软组织[*]

T4b　肿瘤侵犯椎前筋膜,包绕颈动脉,或侵犯纵隔内结构

注:[*]中央区软组织包括喉前带状肌群和皮下脂肪。

鼻咽癌

T1　肿瘤局限于鼻咽部,或累及口咽和(或)鼻腔但无咽旁间隙侵犯

T2　肿瘤侵犯咽旁间隙和(或)翼内肌、翼外肌,和(或)椎前肌肉

T3　肿瘤侵犯颅底骨质结构、颈椎翼状结构,和(或)鼻旁窦

T4　肿瘤有颅内浸润,和(或)脑神经、下咽、眼眶、腮腺受累,和(或)浸润范围超出翼外肌外侧

N:区域淋巴结

口咽癌(p16 阴性)、下咽癌

NX　区域淋巴结转移无法确定

N0　无区域淋巴结转移

N1　同侧单个淋巴结转移,最大径 ≤3cm,无淋巴结外侵犯

N2　转移描述如下:

　　N2a　同侧单个淋巴结转移,3cm < 最大径 ≤6cm,无淋巴结外侵犯

　　N2b　同侧多个淋巴结转移,最大径均 ≤6cm,无淋巴

　　　　结外侵犯

　　N2c　双侧或对侧淋巴结转移,最大径≤6cm,无淋巴
　　　　　结外侵犯

N3a　转移淋巴结最大径>6cm,无淋巴结外侵犯

N3b　一个或多个淋巴结转移,伴临床淋巴结外侵犯*

注:* 临床淋巴结外侵犯定义为:皮肤受累,或软组织受侵深
　　入到周围肌肉或邻近结构,或有神经受侵的临床症状。
　　中线位置的淋巴结属于同侧淋巴结。

p16 阳性口咽癌

临床

NX　区域淋巴结转移无法确定

N0　无区域淋巴结转移

N1　单侧一个或多个淋巴结转移,最大径≤6cm

N2　双侧或对侧淋巴结转移,最大径≤6cm

N3　转移淋巴结最大径>6cm

注:中线位置的淋巴结属于同侧淋巴结。

鼻咽癌

NX　区域淋巴结转移无法确定

N0　无区域淋巴结转移

N1　单侧颈淋巴结转移,和(或)单侧或双侧咽后淋巴结
　　转移,最大径≤6cm,环状软骨后缘以上

N2　双侧颈部淋巴结转移,最大径≤6cm,环状软骨后缘
　　以上

N3　颈部淋巴结转移,最大径>6cm,和(或)侵及环状软
　　骨后缘以下

注:中线位置的淋巴结属于同侧淋巴结。

M：远处转移

M0　无远处转移

M1　有远处转移

pTNM 病理学分期

　　pT 分期和临床 T 分期相对应。pM 分期见第 10 页。

　　选择性颈淋巴结清扫术标本的组织学检查通常包括 10 个或更多的淋巴结；根治性或改良根治性颈淋巴结清扫术标本的组织学检查通常包括 15 个或更多的淋巴结。

口咽癌（p16 阴性）、下咽癌

pNX　区域淋巴结转移无法确定

pN0　无区域淋巴结转移

pN1　同侧单个淋巴结转移，最大径≤3cm，无淋巴结外侵犯

pN2　转移描述如下：

　　pN2a　同侧单个淋巴结转移，最大径均≤3cm，伴淋巴结外侵犯；或同侧单个淋巴结转移，3cm＜最大径≤6cm，无淋巴结外侵犯

　　pN2b　同侧多个淋巴结转移，最大径均≤6cm，无淋巴结外侵犯

　　pN2c　双侧或对侧淋巴结转移，最大径≤6cm，无淋巴结外侵犯

pN3a　单个淋巴结转移，最大径＞6cm，无淋巴结外侵犯

pN3b　单个淋巴结转移，最大径＞3cm，伴淋巴结外侵犯，或同侧多个、对侧或双侧单个或多个淋巴结转移，伴临床淋巴结外侵犯

p16 阳性口咽癌

pNX　区域淋巴结转移无法确定

pN0　无区域淋巴结转移

pN1　1~4 个淋巴结转移

pN2　≥5 个淋巴结转移

鼻咽癌

pN 分期与 N 分期相对应。

分期

口咽癌(p16 阴性)、下咽癌

0 期	Tis	N0	M0
Ⅰ 期	T1	N0	M0
Ⅱ 期	T2	N0	M0
Ⅲ 期	T3	N0	M0
	T1,T2,T3	N1	M0
ⅣA 期	T1,T2,T3	N2	M0
	T4a	N0,N1,N2	M0
ⅣB 期	T4b	任何 N	M0
	任何 T	N3	M0
ⅣC 期	任何 T	任何 N	M1

p16 阳性口咽癌

1. 临床分期

0 期	Tis	N0	M0
Ⅰ期	T1,T2	N0,N1	M0
Ⅱ期	T1,T2	N2	M0
	T3	N0,N1,N2	M0
Ⅲ期	T1,T2,T3	N3	M0
	T4	任何 N	M0
Ⅳ期	任何 T	任何 N	M1

2. 病理学分期

0 期	Tis	N0	M0
Ⅰ期	T1,T2	N0,N1	M0
Ⅱ期	T1,T2	N2	M0
	T3	N0,N1	M0
Ⅲ期	T3,T4	N2	M0
Ⅳ期	任何 T	任何 N	M1

鼻咽癌

0 期	Tis	N0	M0
Ⅰ期	T1	N0	M0
Ⅱ期	T1	N1	M0
	T2	N0,N1	M0
Ⅲ期	T1,T2	N2	M0
	T3	N0,N1,N2	M0
ⅣA 期	T4	N0,N1,N2	M0
	任何 T	N3	M0
ⅣB 期	任何 T	任何 N	M1

预后因素表

口咽癌生存相关预后危险因素

预后因素	肿瘤相关因素	宿主相关因素	环境相关因素
基本因素	HPV 感染状态（包括 p16） T 分期 N 分期	吸烟（尤其在放疗期间） 机体状态	治疗质量（分期诊断，多学科治疗专业性）
附加因素	转移淋巴结数目 转移淋巴结水平 肿瘤体积 乏氧	合并其他疾病 年龄	标准治疗的耐受： 1. 放疗剂量 2. 总治疗时间 3. 放疗质量
新的和前景因素	EGFR 表达 TP53 突变 Bcl‐2 ERCC1	健康相关生活质量	

Source：UICC Manual of Clinical Oncology, Ninth Edition. Edited by Brian O'Sullivan, James D. Brierley, Anil K. D'Cruz, Martin F. Fey, Raphael Pollock, Jan B. Vermorken and Shao Hui Huang. ©2015 UICC. Published 2015 by John Wiley & Sons, Ltd.

鼻咽癌预后因素

预后因素	肿瘤相关因素	宿主相关因素	环境相关因素
基本因素	当前分期 组织学类型	年龄 身体状态 合并其他疾病	分期诊断的有效性 （MRI，PET – CT） 高效的放疗 （适形技术，精密度） 合理追加化疗 放疗和化疗专业性
附加因素	EBV – DNA 量 肿瘤体积 转移部位	乳酸脱氢酶	放疗剂量分割的优化 化疗顺序及药物的优化
新的和前景因素	生物标记物 基因特征		诊断和治疗技术的先进性

Source：UICC Manual of Clinical Oncology, Ninth Edition. Edited by Brian O'Sullivan, James D. Brierley, Anil K. D'Cruz, Martin F. Fey, Raphael Pollock, Jan B. Vermorken and Shao Hui Huang. ©2015 UICC. Published 2015 by John Wiley & Sons, Ltd.

（段远胜 译　王旭东 校）

参考文献

1 Pan JJ, Ng WT, Zong J F, et al. Proposal for the 8th edition of the AJCC/UICC staging system for nasopharyngeal cancer in the era of intensity-modulated radiotherapy. *Cancer* 2016; 122: 546–558.

2 O'Sullivan B, Huang SH, Su J, et al. A proposal for UICC/AJCC pre-treatment TNM staging for HPV-related oropharyngeal cancer by the International Collaboration on Oropharyngeal Cancer Network for Staging (ICON-S): A comparative multi-centre cohort study. *Lancet Oncol* 2016; 17: 440–451.

喉癌

（ICD－O－3 C32.0－2，C10.1）

分期原则

此分期仅适用于癌。需经组织病理学确诊。

以下是 TNM 分期的评估流程：

T 分期　体格检查、喉镜和影像学检查

N 分期　体格检查和影像学检查

M 分期　体格检查和影像学检查

解剖分区及亚区

1. 声门上区（C32.1）

　a. 舌骨上会厌：包括会厌顶端、会厌舌面（C10.1）和会厌后面

　b. 杓会皱襞，喉面

　c. 杓状软骨

　（以上三部分为喉上部，包括边缘带）

　d. 舌骨下会厌

　e. 室带（假声带）

　（以上两部分为不包括喉上部的声门上区）

2. 声门区（32.0）

　a. 声带

　b. 前联合

　c. 后联合

3. 声门下区（C32.2）

区域淋巴结

区域淋巴结是颈部淋巴结。

TNM 临床分期

T：原发肿瘤

TX　原发肿瘤无法评估

T0　无原发肿瘤证据

Tis　原位癌

声门上型喉癌

T1　肿瘤局限于声门上区的一个亚区，且声带活动正常

T2　肿瘤侵犯一个以上声门上亚区，或侵犯声门，或侵犯声门上区以外区域（例如，舌根黏膜、会厌谷、梨状窝内侧壁），不伴喉固定

T3　肿瘤局限于喉，伴声带固定和（或）侵犯以下结构：环状软骨后区、会厌前间隙、声门旁间隙和（或）甲状软骨板内侧骨皮质

T4a　肿瘤侵入甲状软骨板和（或）侵犯喉外组织，如，气管、颈部软组织［包括深部或外侧舌肌（颏舌肌、舌骨舌肌、腭舌肌、茎突舌肌）］、带状肌群、甲状腺、食管

T4b　肿瘤侵犯椎前间隙，包绕颈动脉，或纵隔内结构

声门型喉癌

T1　肿瘤局限于声带（可能涉及前联合或后联合），声带活动正常

　　T1a　肿瘤局限于一侧声带

　　T1b　肿瘤累及两侧声带

T2　肿瘤侵犯声门上和(或)声门下,和(或)伴声带活动受限

T3　肿瘤局限于喉,伴声带固定和(或)侵犯以下结构:声门旁间隙,和(或)甲状软骨板内侧骨皮质

T4a　肿瘤侵入甲状软骨板外侧骨皮质和(或)侵犯喉外组织,如,气管、颈部软组织[包括深部或外侧舌肌(颏舌肌、舌骨舌肌、腭舌肌、茎突舌肌)]、带状肌群、甲状腺、食管

T4b　肿瘤侵犯椎前间隙,包绕颈动脉,或纵隔内结构

声门下型喉癌

T1　肿瘤局限于声门下区

T2　肿瘤侵犯声带,不伴或伴声带活动受限

T3　肿瘤局限于喉,伴声带固定

T4a　肿瘤侵犯环状软骨或甲状软骨,和(或)侵犯喉外组织,如,气管、颈部软组织[包括深部或外侧舌肌(颏舌肌、舌骨舌肌、腭舌肌、茎突舌肌)]、带状肌群,甲状腺、食管

T4b　肿瘤侵犯椎前间隙,包绕颈动脉,或纵隔内结构

N:区域淋巴结

NX　区域淋巴结转移无法确定

N0　无区域淋巴结转移

N1　同侧单个淋巴结转移,且最大径≤3cm,无淋巴结外侵犯

N2　转移描述如下:

　　N2a　同侧单个淋巴结转移,3cm<最大径≤6cm,无

淋巴结外侵犯

N2b 同侧多个淋巴结转移,最大径均≤6cm,无淋巴
结外侵犯

N2c 双侧或对侧淋巴结转移,最大径≤6cm,无淋巴
结外侵犯

N3a 单个淋巴结转移,最大径>6cm,无淋巴结外侵犯

N3b 一个或多个淋巴结转移,伴临床淋巴结外侵犯[*]

注:[*]临床淋巴结外侵犯定义为:皮肤受累,或软组织受侵
深入到周围肌肉或邻近结构,或有神经受侵的临床症
状。

中线位置的淋巴结属于同侧淋巴结。

M:远处转移

M0 无远处转移

M1 有远处转移

pTNM 病理学分期

pT 分期和临床 T 分期相对应。pM 分期见第 10 页。

pN:区域淋巴结

选择性颈淋巴结清扫术标本的组织学检查通常包括
10 个或更多的淋巴结;根治性或改良根治性颈淋巴结清
扫术标本的组织学检查通常包括 15 个或更多的淋巴结。

pNX 区域淋巴结转移无法确定

pN0 无区域淋巴结转移

pN1 同侧单个淋巴结转移,且最大径≤3cm,无淋巴结外

侵犯

pN2 转移描述如下:

pN2a 同侧单个淋巴结转移,最大径≤3cm,伴淋巴结外侵犯;或同侧单个淋巴结转移,3cm<最大径≤6cm,无淋巴结外侵犯

pN2b 同侧多个淋巴结转移,最大径均≤6cm,无淋巴结外侵犯

pN2c 双侧或对侧淋巴结转移,最大径≤6cm,无淋巴结外侵犯

pN3a 单个淋巴结转移,最大径>6cm,无淋巴结外侵犯

pN3b 单个淋巴结转移,最大径>3cm,伴淋巴结外侵犯;或同侧多个、对侧或双侧单个或多个淋巴结转移,伴淋巴结外侵犯

分期

0 期	Tis	N0	M0
Ⅰ 期	T1	N0	M0
Ⅱ 期	T2	N0	M0
Ⅲ 期	T3	N0	M0
	T1,T2,T3	N1	M0
ⅣA 期	T4a	N0,N1	M0
	T1,T2,T3,T4a	N2	M0
ⅣB 期	T4b	任何 N	M0
	任何 T	N3	M0
ⅣC 期	任何 T	任何 N	M1

预后因素表

喉癌和下咽癌预后因素

预后因素	肿瘤相关因素	宿主相关因素	环境相关因素
基本因素	TNM 分期 结外侵犯程度	合并其他疾病 年龄 >70 岁 身体状态	能够接受标准 治疗 治疗质量 手术切缘
附加因素	区域/解剖亚区侵犯 下颈部淋巴结 肿瘤体积 声带麻痹 气管造口术	性别 喉功能	营养状态 社会/环境 总治疗时间
新的和前景因素	肿瘤标记物: 　TP53,VEGF,细胞 　周期蛋白 D1 扩 　增,EGFR,Bcl‑2 HPV 感染状态 化疗耐药基因	基线生活质量	光学影像 新的光动力疗 法致敏物质

Source:UICC Manual of Clinical Oncology, Ninth Edition. Edited by Brian O'Sullivan, James D. Brierley, Anil K. D'Cruz, Martin F. Fey, Raphael Pollock, Jan B. Vermorken and Shao Hui Huang. ©2015 UICC. Published 2015 by John Wiley & Sons, Ltd.

（段远胜 译　王旭东 校）

鼻腔癌和鼻旁窦癌
（ICD－O－3 C30.0，31.0－1）

此分期仅适用于癌。需经组织病理学确诊。

以下是 TNM 分期的评估流程：

T 分期　体格检查和影像学检查

N 分期　体格检查和影像学检查

M 分期　体格检查和影像学检查

解剖分区及亚区

1. 鼻腔（C30.0）
   - 鼻中隔
   - 鼻底
   - 鼻侧壁
   - 鼻前庭
2. 上颌窦（C31.0）
3. 筛窦（C31.1）
   - 左
   - 右

区域淋巴结

区域淋巴结是颈部淋巴结。

TNM 临床分期

T：原发肿瘤

TX　原发肿瘤无法评估

T0　无原发肿瘤证据

Tis　原位癌

上颌窦癌

T1　肿瘤局限于黏膜，无骨侵犯或破坏

T2　肿瘤侵犯或破坏骨结构，包括侵入硬腭和（或）中鼻道，不包括上颌窦后壁和翼状板

T3　肿瘤侵犯以下任一结构：上颌窦后壁骨结构、皮下组织、眶底或眶内壁、翼状窝、筛窦

T4a　肿瘤侵犯以下任一结构：眶前内容物、颊部皮肤、翼状板、颞下窝、筛板、蝶窦或额窦

T4b　肿瘤侵犯以下任一结构：眶尖、硬脑膜、脑、颅中窝、脑神经［除外三叉神经上颌支（V2）］、鼻咽、斜坡

鼻腔癌和筛窦癌

T1　肿瘤局限于鼻腔或筛窦的一个亚区，伴或不伴骨侵犯

T2　肿瘤侵犯一个部位的两个亚区，或病变累及鼻筛复合处的一个相邻结构，伴或不伴骨侵犯

T3　肿瘤侵犯眶底或眶内壁、上颌窦、上腭、筛板

T4a　肿瘤侵犯以下任一结构：眶前内容物、鼻或颊部皮肤、颅前窝轻微侵犯、翼状板、蝶窦或额窦

T4b　肿瘤侵犯以下任一结构：眶尖、硬脑膜、脑、颅中窝、脑神经［除外三叉神经上颌支（V2）］、鼻咽、斜坡

N:区域淋巴结

N1　同侧单个淋巴结转移,最大径≤3cm,无淋巴结外侵犯

N2　转移描述如下:

　　N2a　同侧单个淋巴结转移,3cm<最大径≤6cm,无淋巴结外侵犯

　　N2b　同侧多个淋巴结转移,最大径均≤6cm,无淋巴结外侵犯

　　N2c　双侧或对侧淋巴结转移,最大径≤6cm,无淋巴结外侵犯

N3a　单个淋巴结转移,最大径>6cm,无淋巴结外侵犯

N3b　一个或多个淋巴结转移,伴临床淋巴结外侵犯[*]

注:[*]临床淋巴结外侵犯定义为:皮肤受累,或软组织受侵深入到周围肌肉或邻近结构,或有神经受侵的临床症状。

中线位置的淋巴结属于同侧淋巴结。

M:远处转移

M0　无远处转移

M1　有远处转移

pTNM 病理学分期

pT 分期和临床 T 分期相对应。pM 分期见第 10 页。

pN:区域淋巴结

选择性颈淋巴结清扫术标本的组织学检查通常包括

10 个或更多的淋巴结;根治性或改良根治性颈淋巴结清扫术标本的组织学检查通常包括 15 个或更多的淋巴结。

pNX　区域淋巴结转移无法确定

pN0　无区域淋巴结转移

pN1　同侧单个淋巴结转移,且最大径≤3cm,无淋巴结外侵犯

pN2　转移描述如下:

pN2a　同侧单个淋巴结转移,最大径<3cm,伴淋巴结外侵犯;或同侧单个淋巴结转移,3cm<最大径≤6cm,无淋巴结外侵犯

pN2b　同侧多个淋巴结转移,最大径均≤6cm,无淋巴结外侵犯

pN2c　双侧或对侧淋巴结转移,最大径≤6cm,无淋巴结外侵犯

pN3a　单个淋巴结转移,最大径>6cm,无淋巴结外侵犯

pN3b　单个淋巴结转移,最大径>3cm,伴淋巴结外侵犯;或同侧多个、对侧或双侧单个或多个淋巴结转移,伴淋巴结外侵犯

分期

0 期	Tis	N0	M0
Ⅰ 期	T1	N0	M0
Ⅱ 期	T2	N0	M0
Ⅲ 期	T3	N0	M0
	T1，T2，T3	N1	M0
ⅣA 期	T1，T2，T3	N2	M0
	T4a	N0，N1，N2	M0
ⅣB 期	T4b	任何 N	M0
	任何 T	N3	M0
ⅣC 期	任何 T	任何 N	M1

预后因素表

鼻腔癌和鼻旁窦癌预后因素

预后因素	肿瘤相关因素	宿主相关因素	环境相关因素
基本因素	T 分期		
	N 分期		
	M 分期		
附加因素	组织类型	年龄	放疗剂量
		性别	总治疗时间
		机体状态	手术切缘
新的和前			高精准的光学
景因素			放射剂量
			同步细胞毒素
			或生物治疗
			先进手术技术
			的优化使用

Source：UICC Manual of Clinical Oncology, Ninth Edition. Edited by Brian O'Sullivan, James D. Brierley, Anil K. D'Cruz, Martin F. Fey, Raphael Pollock, Jan B. Vermorken and Shao Hui Huang. ©2015 UICC. Published 2015 by John Wiley & Sons, Ltd.

（段远胜 译 王旭东 校）

原发不明肿瘤:颈部淋巴结

分期原则

颈部肿瘤必须经病理证实为颈部淋巴结转移性鳞状细胞癌且无法确定原发灶。需经组织学方法鉴定 EBV 和 HPV/p16 阳性的肿瘤。如果有 EBV 感染证据,适用鼻咽癌分期;如果有 HPV 和免疫组化 p16 阳性证据,适用 p16 阳性口咽癌分期。

EBV 或 HPV/p16 阴性或不明

TNM 临床分期

T:原发肿瘤

T0　无原发肿瘤证据

N:区域淋巴结

N1　单个淋巴结转移,且最大径≤3cm,无淋巴结外侵犯

N2　转移描述如下:

　　N2a　单个淋巴结转移,3cm < 最大径≤6cm,且无淋巴结外侵犯

　　N2b　一侧多个淋巴结转移,最大径均≤6cm,且无淋巴结外侵犯

　　N2c　双侧淋巴结转移,最大径≤6cm,且无淋巴结外侵犯

N3a　单个淋巴结转移,最大径 >6cm,无淋巴结外侵犯

N3b 一个或多个淋巴结转移,伴临床淋巴结外侵犯[*]

注:[*]临床淋巴结外侵犯定义为:皮肤受累,或软组织受侵
深入到周围肌肉或邻近结构,或有神经受侵的临床症
状。

中线位置的淋巴结属于同侧淋巴结。

M:远处转移

M0 无远处转移

M1 有远处转移

pTNM 病理学分期

pM 分期见第 10 页。

pN:区域淋巴结

选择性颈淋巴结清扫术标本的组织学检查通常包
括 10 个或更多的淋巴结;根治性或改良根治性颈淋巴
结清扫术标本的组织学检查通常包括 15 个或更多的
淋巴结。

pN1 单个淋巴结转移,且最大径≤3cm,无淋巴结外
侵犯

pN2 转移描述如下:

pN2a 单个淋巴结转移,最大径≤3cm,伴淋巴结外
侵犯;或单个淋巴结转移,3cm＜最大径≤
6cm,无淋巴结外侵犯

pN2b 一侧多个淋巴结转移,最大径均≤6cm,无淋
巴结外侵犯

pN2c 双侧淋巴结转移,最大径≤6cm,无淋巴结外

侵犯

pN3a　单个淋巴结转移,最大径 >6cm,无淋巴结外侵犯

pN3b　单个淋巴结转移,最大径 >3cm,伴淋巴结外侵犯;
或同侧多个、对侧或双侧单个或多个淋巴结转移,
伴淋巴结外侵犯

分期			
Ⅲ 期	T0	N1	M0
ⅣA 期	T0	N2	M0
ⅣB 期	T0	N3	M0
ⅣC 期	T0	N1,N2,N3	M1

HPV/p16 阳性

TNM 临床分期

T:原发肿瘤

T0　无原发肿瘤证据

N:区域淋巴结

N1　一侧颈淋巴结转移,最大径 ≤6cm

N2　双侧或对侧淋巴结转移,最大径 ≤6cm

N3　转移淋巴结最大径 >6cm

pTNM 病理学分期

无 pT 分期

pN:区域淋巴结

选择性颈淋巴结清扫术标本的组织学检查通常包括 10 个或更多个淋巴结;根治性或改良根治性颈淋巴结清扫术标本的组织学检查通常包括 15 个或更多个淋巴结。

pN1　1~4 个淋巴结转移

pN2　≥5 个淋巴结转移

分期

临床分期

Ⅰ期	T0	N1	M0
Ⅱ期	T0	N2	M0
Ⅲ期	T0	N3	M0
Ⅳ期	T0	N1,N2,N3	M1

病理学分期

Ⅰ期	T0	N1	M0
Ⅱ期	T0	N2	M0
Ⅳ期	T0	N1,N2	M1

EBV 阳性

TNM 临床分期

T: 原发肿瘤

T0　无原发肿瘤证据

N: 区域淋巴结 (鼻咽)

N1　一侧颈淋巴结转移, 和(或) 一侧或双侧咽后淋巴结转移, 最大径≤6cm, 位于环状软骨后缘上方

N2　双侧颈淋巴结转移, 最大径≤6cm, 位于环状软骨后缘上方

N3　转移淋巴结最大径>6cm, 和(或) 位于环状软骨后缘下方

注: 中线淋巴结属于同侧淋巴结。

pTNM 病理学分期

　　pT 和 pN 分期与 T 和 N 分期相对应。pM 分期见第 10 页。

　　选择性颈淋巴结清扫术标本的组织学检查通常包括 10 个或更多个淋巴结; 根治性或改良根治性颈淋巴结清扫术标本的组织学检查通常包括 15 个或更多个淋巴结。

M: 远处转移

M0　无远处转移

M1　有远处转移

分期			
Ⅱ 期	T0	N1	M0
Ⅲ 期	T0	N2	M0
ⅣA 期	T0	N3	M0
ⅣB 期	T0	N1 , N2 , N3	M1

预后因素表

不明原发颈部转移瘤预后因素

预后因素	肿瘤相关因素	宿主相关因素	环境相关因素
基本因素	组织类型 N 分期和淋巴结数目 淋巴结外侵犯 是否存在远处转移 $p16^{INK4A}$/HPV 状态 或 EBV DNA 状态	免疫抑制（尤其皮肤癌）	
附加因素	肿瘤分化 淋巴结部位（锁骨上或锁骨下）	性别 血红蛋白水平 吸烟史	确诊原发灶 总治疗时间
新的和前景因素	TP53 核表达		

Source：UICC Manual of Clinical Oncology, Ninth Edition. Edited by Brian O'Sullivan, James D. Brierley, Anil K. D'Cruz, Martin F. Fey, Raphael Pollock, Jan B. Vermorken and Shao Hui Huang. ©2015 UICC. Published 2015 by John Wiley & Sons, Ltd.

（段远胜 译　王旭东 校）

上呼吸消化道恶性黑色素瘤

（ICD – O – 3 C00 – 06，10 – 14，30 – 32）

此分期仅适用于头颈部，即上呼吸消化道的黏膜恶性黑色素瘤。需经组织病理学确诊并划分病变部位。

以下是 TNM 分期的评估流程：

T 分期　体格检查和影像学检查

N 分期　体格检查和影像学检查

M 分期　体格检查和影像学检查

区域淋巴结

区域淋巴结是那些相应于原发肿瘤部位的淋巴结，见21 页。

TNM 临床分期

T：原发肿瘤

TX　原发肿瘤无法评估

T0　无原发肿瘤证据

T3　肿瘤局限于上皮和（或）黏膜下（黏膜病变）

T4a　肿瘤侵犯深层软组织、软骨、骨、被覆皮肤组织

T4b　肿瘤侵犯以下任一组织结构：脑、硬脑膜、颅底、后组脑神经（IX，X，XI，XII）、咀嚼肌间隙、颈动脉、椎前

　　间隙、纵隔结构

注：黏膜恶性黑色素瘤属于侵袭性肿瘤，因此不存在 T1 和
　　T2 分期，以及 Ⅰ 期和 Ⅱ 期

N：区域淋巴结

NX　　区域淋巴结转移无法确定

N0　　无区域淋巴结转移

N1　　有区域淋巴结转移

M：远处转移

M0　　无远处转移

M1　　有远处转移

pTNM 病理学分期

　　pT 分期和 pN 分期与临床 T 分期、N 分期相对应。pM
分期见第 10 页。

pN0　　区域颈淋巴结清扫术标本的组织学检查通常包括 6
　　　　个或更多的淋巴结；如果淋巴结是阴性的，但检查数
　　　　目没有达到要求，仍可归类于 pN0。

分期

Ⅲ期	T3	N0	M0
ⅣA 期	T4a	N0	M0
	T3,T4a	N1	M0
ⅣB 期	T4b	任何 N	M0
ⅣC 期	任何 T	任何 N	M1

（段远胜 译　王旭东 校）

大唾液腺癌

（ICD – O – 3 C07，C08）

　　此分期仅适用于大唾液腺恶性肿瘤，不适用于小唾液腺（在上呼吸消化道黏膜中分泌黏液的腺体）肿瘤，后者按照肿瘤起源部位（如唇）的原则分类。所有肿瘤均需经组织病理学确诊。

　　以下是 TNM 分期的评估流程：

　　T 分期　　体格检查和影像学检查

　　N 分期　　体格检查和影像学检查

　　M 分期　　体格检查和影像学检查

解剖分区

- 腮腺（C07.9）
- 颌下腺（C08.0）
- 舌下腺（C08.1）

区域淋巴结

区域淋巴结是颈部淋巴结。

TNM 临床分期

T：原发肿瘤

TX　　原发肿瘤无法评估

T0　无原发肿瘤证据

Tis　原位癌

T1　肿瘤最大径≤2cm,且无腺体实质外侵犯[*]

T2　2cm<肿瘤最大径≤4cm,且无腺体实质外侵犯[*]

T3　肿瘤最大径>4cm,和(或)有腺体实质外侵犯[*]

T4a　肿瘤侵犯皮肤、下颌骨、耳道、和(或)面神经

T4b　肿瘤侵犯颅底,和(或)翼板,和(或)包绕颈动脉

注:[*]腺体实质外侵犯指临床或肉眼可见的肿瘤侵及腺体
　　外软组织或神经,不包括 T4a 和 T4b 分期中涉及的组
　　织结构。如果仅仅是显微镜下可见腺体外侵犯,分期
　　时不计算在内。

N:区域淋巴结

NX　区域淋巴结转移无法确定

N0　无区域淋巴结转移

N1　同侧单个淋巴结转移,且最大径≤3cm,无淋巴结外
　　侵犯

N2　转移描述如下:

　　N2a　同侧单个淋巴结转移,3cm<最大径≤6cm,无
　　　　淋巴结外侵犯

　　N2b　同侧多个淋巴结转移,最大径均≤6cm,无淋巴
　　　　结外侵犯

　　N2c　双侧或对侧淋巴结转移,最大径≤6cm,无淋巴
　　　　结外侵犯

N3a　单个淋巴结转移,最大径>6cm,无淋巴结外侵犯

N3b　一个或多个淋巴结转移,伴临床淋巴结外侵犯[*]

注：*临床淋巴结外侵犯定义为：皮肤受累，或软组织受侵深入到周围肌肉或邻近结构，或有神经受侵的临床症状。

中线位置的淋巴结属于同侧淋巴结。

M：远处转移

M0　无远处转移

M1　有远处转移

pTNM 病理学分期

pT 分期和临床 T 分期相对应。pM 分期见第 10 页。

pN：区域淋巴结

选择性颈淋巴结清扫术标本的组织学检查通常包括 10 个或更多的淋巴结；根治性或改良根治性颈淋巴结清扫术标本的组织学检查通常包括 15 个或更多的淋巴结。

pNX　区域淋巴结转移无法确定

pN0　无区域淋巴结转移

pN1　同侧单个淋巴结转移，且最大径 ≤3cm，无淋巴结外侵犯

pN2　转移描述如下：

　　pN2a　同侧单个淋巴结转移，最大径 <3cm 伴淋巴结外侵犯；或一侧单个淋巴结转移，3cm＜最大径 ≤6cm，无淋巴结外侵犯

　　pN2b　同侧多个淋巴结转移，最大径 ≤6cm，无淋巴结外侵犯

pN2c　双侧或对侧淋巴结转移,最大径≤6cm,无淋
　　　　巴结外侵犯

pN3a　单个淋巴结转移,最大径>6cm,无淋巴结外侵犯

pN3b　单个淋巴结转移,最大径>3cm,伴淋巴结外侵犯;
　　　　或同侧多个、对侧或双侧单个或多个淋巴结转移,
　　　　伴淋巴结外侵犯

分期

0 期	Tis	N0	M0
Ⅰ期	T1	N0	M0
Ⅱ期	T2	N0	M0
Ⅲ期	T3	N0	M0
	T1,T2,T3	N1	M0
ⅣA 期	T1,T2,T3	N2	M0
	T4a	N0,N1,N2	M0
ⅣB 期	T4b	任何 N	M0
	任何 T	N3	M0
ⅣC 期	任何 T	任何 N	M1

预后因素表

大唾液腺癌预后因素

预后因素	肿瘤相关因素	宿主相关因素	环境相关因素
基本因素	组织分级 肿瘤大小 局部侵犯 神经侵犯	年龄	手术切缘和残存病灶 （R0/R1/R2）
附加因素	淋巴结转移	面部麻痹、疼痛	辅助放疗
新的和前景因素	分子标志物 （c-Kit, Ki-67, HER2, EGFR, VEGF, 雄激素受体）		中子或光子放射治疗

Source：UICC Manual of Clinical Oncology, Ninth Edition. Edited by Brian O'Sullivan, James D. Brierley, Anil K. D'Cruz, Martin F. Fey, Raphael Pollock, Jan B. Vermorken and Shao Hui Huang. ©2015 UICC. Published 2015 by John Wiley & Sons, Ltd.

（段远胜 译　王旭东 校）

甲状腺癌

（ICD – O – 3 C73.9）

分期原则

此分期仅适用于癌。需经显微镜下确诊并根据组织学类型分类。

以下是 TNM 分期的评估流程：

T 分期　体格检查、内镜检查和影像学检查

N 分期　体格检查和影像学检查

M 分期　体格检查和影像学检查

区域淋巴结

区域淋巴结是颈部和上纵隔淋巴结。

TNM 临床分期

T：原发肿瘤[*]

TX　原发肿瘤无法评估

T0　无原发肿瘤证据

T1　肿瘤局限于甲状腺内，最大径≤2cm

　　　T1a　肿瘤局限于甲状腺内，最大径≤1cm

　　　T1b　肿瘤局限于甲状腺内，1cm＜最大径≤2cm

T2　肿瘤局限于甲状腺内，2cm＜最大径≤4cm

T3　肿瘤局限于甲状腺内，最大径＞4cm，或伴有颈部带状

肌侵犯(胸骨舌骨肌、胸骨甲状肌或肩胛舌骨肌)

T3a　肿瘤局限于甲状腺内,最大径>4cm

T3b　任何大小的肿瘤,伴有颈部带状肌侵犯(胸骨舌
　　　骨肌、胸骨甲状肌或肩胛舌骨肌)

T4a　肿瘤侵出甲状腺包膜并侵犯以下任一结构:皮下软
　　　组织、喉、气管、食管或喉返神经

T4b　肿瘤侵犯椎前筋膜、纵隔血管,或包裹颈总动脉

注:*包括乳头状、滤泡状、低分化、Hürthle 细胞和未分化
癌。

N:区域淋巴结

NX　区域淋巴结转移无法确定

N0　无区域淋巴结转移

N1　有区域淋巴结转移

N1a　Ⅵ区(气管前、气管旁和喉前/Delphian 淋巴
　　　结)或上纵隔淋巴结转移

N1b　单侧、双侧或对侧颈部(Ⅰ、Ⅱ、Ⅲ、Ⅳ、Ⅴ区)淋
　　　巴结或咽后淋巴结转移

M:远处转移

M0　无远处转移

M1　有远处转移

pTNM 病理学分期

pT 和 pN 分期与 T 和 N 分期相对应,pM 分期见第 10
页。

pNO　选择性颈部淋巴结清扫术标本的组织学检查通常应
　　　包含 6 个或更多的淋巴结。如果淋巴结检测结果为
　　　阴性,但检查的淋巴结数目未达到要求,仍可分为
　　　pNO 期。

组织病理学类型

　　　主要组织病理学类型为四种:

- 乳头状癌(包括有滤泡状病灶者)
- 滤泡状癌(包括 Hürthle 细胞癌)
- 髓样癌
- 未分化癌

分期

　　　以下为针对不同组织病理学类型的甲状腺癌临床分
期。

乳头状癌和滤泡状癌[*]

55 岁以下

| Ⅰ 期 | 任何 T | 任何 N | M0 |
| Ⅱ 期 | 任何 T | 任何 N | M1 |

55 岁及以上

Ⅰ期	T1a,T1b,T2	N0	M0
Ⅱ期	T3	N0	M0
	T1,T2,T3	N1	M0
Ⅲ期	T4a	任何 N	M0
ⅣA 期	T4b	任何 N	M0
ⅣB 期	任何 T	任何 N	M1

髓样癌

Ⅰ期	T1a,T1b	N0	M0
Ⅱ期	T2,T3	N0	M0
Ⅲ期	T1,T2,T3	N1a	M0
ⅣA 期	T1,T2,T3	N1b	M0
	T4a	任何 N	M0
ⅣB 期	T4b	任何 N	M0
ⅣC 期	任何 T	任何 N	M1

未分化癌

ⅣA 期	T1,T2,T3a	N0	M0
ⅣB 期	T1,T2,T3a	N1	M0
	T3b,T4a,T4b	N0,N1	M0
ⅣC 期	任何 T	任何 N	M1

注:*包括乳头状、滤泡状、低分化和 Hürthle 细胞癌

预后因素表

滤泡细胞来源的分化型甲状腺癌(乳头状和滤泡状甲状腺癌)的生存预后因素

预后因素	肿瘤相关因素	宿主相关因素	环境相关因素
基本因素	腺外侵犯 (T 分期) M 分期 术后甲状腺球蛋白水平	年龄	残留肿瘤:R0、R1 或 R2
附加因素	N 分期 转移部位 BRAFV600E 突变	性别	切除程度 清甲 地方性甲状腺肿
新的和前景因素	分子检测技术		

Source:UICC Manual of Clinical Oncology, Ninth Edition. Edited by Brian O'Sullivan, James D. Brierley, Anil K. D'Cruz, Martin F. Fey, Raphael Pollock, Jan B. Vermorken and Shao Hui Huang. © 2015 UICC. Published 2015 by John Wiley & Sons, Ltd.

髓样癌预后因素

预后因素	肿瘤相关因素	宿主相关因素	环境相关因素
基本因素	术前及术后降钙素和 CEA 水平	年龄	切除程度
附加因素	MEN 遗传突变 降钙素倍增时间		
新的和前景因素	分子检测技术		

（池嘉栋 译 李亦工 校）

消化系统肿瘤

导言

消化系统肿瘤包括以下部位和类型的肿瘤：

- 食管和食管胃交界部；
- 胃；
- 小肠；
- 阑尾；
- 结肠和直肠；
- 肛管和肛周皮肤；
- 肝细胞癌；
- 肝内胆管癌；
- 胆囊；
- 门周胆管；
- 远端肝外胆管；
- 壶腹；
- 胰腺；
- 神经内分泌肿瘤。

每个部位的肿瘤按照以下标题进行描述：

- 使用 TNM 分期流程的分期原则，如果其他的方法可以提高治疗前评估的准确性，也可采用；
- 解剖分区及亚区（如果适用）；
- 区域淋巴结的定义；
- TNM 临床分期；

- pTNM 病理学分期；
- G 组织病理学分级（如果适用）；
- 分期；
- 预后因素表。

区域淋巴结

在每个分区的淋巴结清扫标本内,通常要标注出淋巴结的数目。

（尚晓滨 译　于振涛 校）

食管癌

（ICD－O－3 C15），包括食管胃交界部（C16.0）

分期原则

此分期仅适用于癌，包括食管胃交界部腺癌。需经组织病理学确诊并根据局部解剖学和组织学类型进行分类。肿瘤中心位于食管胃交界 2cm 以内并向食管方向生长的肿瘤，按照食管癌归类和分期。肿瘤中心位于贲门近端 2cm 以内的食管胃交界部肿瘤（Siewert Ⅰ／Ⅱ型）也按照食管癌分期。

以下是 TNM 分期的评估流程：

T 分期　体格检查、影像学检查、内镜（包括支气管镜）检查，和（或）手术探查

N 分期　体格检查、影像学检查和（或）手术探查

M 分期　体格检查、影像学检查和（或）手术探查

解剖亚区

1. 颈段食管（C15.0）：自环状软骨下缘至胸廓入口（胸骨上切迹），距门齿约 18cm。

2. 胸段食管

   (1)胸上段（C15.3）：自胸廓入口至气管分叉，距门齿约 24cm；

（2）胸中段（C15.4）：自气管分叉至食管胃交界处的上半部分，其下界距门齿约32cm；

（3）胸下段（C15.5）：长约8cm（包括腹段食管），自气管分叉至食管胃交界处的下半部分，其下界距门齿约40cm。

3. 食管胃交界部（C16.0）：肿瘤中心位于贲门2cm以内的食管胃交界部肿瘤（Siewert Ⅰ/Ⅱ型）按照食管癌分期。肿瘤中心位于食管胃交界部2cm以外的肿瘤参照胃癌的TNM分期（即使涉及食管胃交界部）。

区域淋巴结

区域淋巴结是指食管引流区的淋巴结，无论原发肿瘤位置如何，包括腹腔干淋巴结和颈部食管旁淋巴结，但是不包括锁骨上淋巴结。

TNM 临床分期

T：原发肿瘤

TX 原发肿瘤无法评估

T0 无原发肿瘤证据

Tis 原位癌/重度不典型增生

T1 肿瘤侵及黏膜固有层、黏膜肌层或黏膜下层

    T1a 肿瘤侵及黏膜固有层或黏膜肌层

    T1b 肿瘤侵及黏膜下层

T2 肿瘤侵及固有肌层

T3 肿瘤侵及纤维膜

T4 肿瘤侵及邻近结构

T4a　肿瘤侵及胸膜、心包、奇静脉、膈肌或腹膜

T4b　肿瘤侵及其他邻近结构,如主动脉、椎体或气管

N:区域淋巴结

NX　区域淋巴结转移无法确定

N0　无区域淋巴结转移

N1　1~2 个区域淋巴结转移

N2　3~6 个区域淋巴结转移

N3　7 个或 7 个以上淋巴结转移

M:远处转移

M0　无远处转移

M1　有远处转移

pTNM 病理学分期

pT 和 pN 分期与 T 和 N 的分期相对应,pM 分期见第 10 页。

pN0　区域淋巴结清扫术标本的组织学检查通常包括 7 个或 7 个以上淋巴结。如果淋巴结是阴性的,但是检查的淋巴结数目没有达到要求,仍可归类为 pN0 期。

分期和预后分组：食管癌和食管胃交界部癌 *

鳞状细胞癌

临床分期

0 期	Tis	N0	M0
I 期	T1	N0, N1	M0
II 期	T2	N0, N1	M0
	T3	N0	M0
III 期	T1, T2	N2	M0
	T3	N1, N2	M0
IV A 期	T4a, T4b	N0, N1, N2	M0
	任何 T	N3	M0
IV B 期	任何 T	任何 N	M1

病理学分期

0 期	Tis	N0	M0
Ⅰ A 期	T1a	N0	M0
Ⅰ B 期	T1b	N0	M0
Ⅱ A 期	T2	N0	M0
Ⅱ B 期	T1	N1	M0
	T3	N0	M0
Ⅲ A 期	T1	N2	M0
	T2	N1	M0
Ⅲ B 期	T2	N2	M0
	T3	N1,N2	M0
	T4a	N0,N1	M0
Ⅳ A 期	T4a	N2	M0
	T4b	任何 N	M0
	任何 T	N3	M0
Ⅳ B 期	任何 T	任何 N	M1

病理预后分组

分组	T	N	M	分级	位置
0 组	Tis	N0	M0	N/A	任何
ⅠA组	T1a	N0	M0	1,X	任何
ⅠB组	T1a	N0	M0	2,3	任何
	T1b	N0	M0	任何	任何
	T2	N0	M0	1	任何
ⅡA组	T2	N0	M0	2,3,X	任何
	T3	N0	M0	任何	下段
	T3	N0	M0	1	上段,中段
ⅡB组	T3	N0	M0	2,3	上段,中段
	T3	N0	M0	任何	X
	T3	N0	M0	X	任何
	T1	N1	M0	任何	任何
ⅢA组	T1	N2	M0	任何	任何
	T2	N1	M0	任何	任何
ⅢB组	T2	N2	M0	任何	任何
	T3	N1,N2	M0	任何	任何
	T4a	N0,N1	M0	任何	任何
ⅣA组	T4a	N2	M0	任何	任何
	T4b	任何 N	M0	任何	任何
	任何 T	N3	M0	任何	任何
ⅣB组	任何 T	任何 N	M1	任何	任何

腺癌

临床分期

0 期	Tis	N0	M0
Ⅰ 期	T1	N0	M0
ⅡA 期	T1	N1	M0
ⅡB 期	T2	N0	M0
Ⅲ 期	T2	N1	M0
	T3 , T4a	N0 , N1	M0
ⅣA 期	T1 – T4a	N2	M0
	T4b	N0 , N1 , N2	M0
	任何 T	N3	M0
ⅣB 期	任何 T	任何 N	M1

病理学分期

0 期	Tis	N0	M0
Ⅰ A 期	T1a	N0	M0
Ⅰ B 期	T1b	N0	M0
Ⅱ A 期	T2	N0	M0
Ⅱ B 期	T1	N1	M0
	T3	N0	M0
Ⅲ A 期	T1	N2	M0
	T2	N1	M0
Ⅲ B 期	T2	N2	M0
	T3	N1 , N2	M0
	T4a	N0 , N1	M0
Ⅳ A 期	T4a	N2	M0
	T4b	任何 N	M0
	任何 T	N3	M0
Ⅳ B 期	任何 T	任何 N	M1

病理预后分组

分组	T	N	M	分级
0 组	Tis	N0	M0	N/A
I A 组	T1a	N0	M0	1,X
I B 组	T1a	N0	M0	2
	T1b	N0	M0	1,2,X
I C 组	T1a,T1b	N0	M0	3
	T2	N0	M0	1,2
II A 组	T2	N0	M0	3,X
II B 组	T1	N1	M0	任何
	T3	N0	M0	任何
III A 组	T1	N2	M0	任何
	T2	N1	M0	任何
III B 组	T2	N2	M0	任何
	T3	N1,N2	M0	任何
	T4a	N0,N1	M0	任何
IV A 组	T4a	N2	M0	任何
	T4b	任何 N	M0	任何
	任何 T	N3	M0	任何
IV B 组	任何 T	任何 N	M1	任何

注：* AJCC 发表了新辅助治疗后腺癌和鳞状细胞癌的预后分组
（带有前缀 y 的分类）。

预后因素表

食管癌生存的预后因素

预后因素	肿瘤相关因素	宿主相关因素	治疗相关因素
基本因素	浸润深度 淋巴结侵及范围 淋巴血管侵犯程度（LVI）	身体状态 年龄 营养状况	手术质量 多种治疗模式
附加因素	肿瘤分级 肿瘤位置	经济状况	营养支持
新的和前景因素	CEA, VEGF - C, HER - 2		

Source：UICC Manual of Clinical Oncology, Ninth Edition. Edited by Brian O'Sullivan, James D. Brierley, Anil K. D'Cruz, Martin F. Fey, Raphael Pollock, Jan B. Vermorken and Shao Hui Huang. ⓒ2015 UICC. Published 2015 by John Wiley & Sons, Ltd.

（尚晓滨 译　于振涛 校）

胃癌

（ICD - O - 3 C16）

分期原则

此分期仅适用于癌,需经组织病理学确诊。当肿瘤侵犯食管胃交界部,并且其中心位于贲门近端2cm内(Siewert Ⅰ/Ⅱ型),应该按照食管癌进行分期。肿瘤中心位于食管胃交界部2cm以外的肿瘤参照胃癌的TNM分期(即使涉及食管胃交界部)。

与第7版相比,本版的分期是基于国际胃癌协会分期项目[1]的推荐进行的。

以下是T、N、M分期的评估流程:

T分期　体格检查、影像学检查、内镜检查和(或)手术探查

N分期　体格检查、影像学检查和(或)手术探查

M分期　体格检查、影像学检查和(或)手术探查

解剖亚区

1. 贲门(C16.0)

2. 胃底(C16.1)

3. 胃体(C16.2)

4. 胃窦(C16.3)和幽门(C16.4)

区域淋巴结

胃的区域淋巴结包括了沿胃小弯和胃大弯的胃周围淋巴结,沿胃左动脉、肝总动脉、脾动脉、腹腔动脉干的淋巴结,以及肝十二指肠韧带旁的淋巴结。

其他腹腔内淋巴结转移被视为远处转移,例如,胰腺后方、肠系膜和腹主动脉旁淋巴结。

TNM 临床分期

T:原发肿瘤

TX 原发肿瘤无法评估

T0 无原发肿瘤证据

Tis 原位癌:未侵及固有层的上皮内肿瘤、重度不典型增生

T1 肿瘤侵及固有层、黏膜肌层或黏膜下层

    T1a 肿瘤侵及固有层或黏膜肌层

    T1b 肿瘤侵及黏膜下层

T2 肿瘤侵及肌层

T3 肿瘤侵及浆膜下层

T4 肿瘤穿透浆膜层(脏腹膜)或者侵犯邻近结构[a,b,c]

    T4a 肿瘤穿透浆膜层

    T4b 肿瘤侵犯邻近结构[a,b]

注:[a] 胃的邻近结构包括脾、横结肠、肝脏、膈肌、胰腺、腹壁、肾上腺、肾脏、小肠及腹膜后间隙。

    [b] 透壁性浸润至十二指肠、食管(包括胃)的分期取决于

其最大浸润深度。

^c侵及胃结肠韧带或肝胃韧带或大网膜或小网膜的肿瘤,若尚未穿透脏腹膜,归为 T3。

N:区域淋巴结

NX　区域淋巴结转移无法确定

N0　无区域淋巴结转移

N1　1~2 个区域淋巴结转移

N2　3~6 个区域淋巴结转移

N3　7 个或 7 个以上区域淋巴结转移

　　N3a　7~15 个区域淋巴结转移

　　N3b　16 个或 16 个以上区域淋巴结转移

M:远处转移

M0　无远处转移

M1　有远处转移

注:远处转移包括腹膜种植、腹腔细胞学检查阳性以及非连续性浸润的大网膜肿瘤。

pTNM 病理学分期

pT 和 pN 分期与 T 分期和 N 分期相对应。pM 分期详见第 10 页。

pN0　区域淋巴结清扫术标本的组织学检查通常应该包括 16 个或更多的淋巴结。假如淋巴结检查为阴性,但是检查的淋巴结数目没有达到要求,仍归类为 pN0。

分期

临床分期

0 期	Tis	N0	M0
Ⅰ 期	T1，T2	N0	M0
Ⅱ A 期	T1，T2	N1，N2，N3	M0
Ⅱ B 期	T3，T4a	N0	M0
Ⅲ期	T3，T4a	N1，N2，N3	M0
ⅣA 期	T4b	任何 N	M0
ⅣB 期	任何 T	任何 N	M1

病理学分期[*]

0 期	Tis	N0	M0
Ⅰ A 期	T1	N0	M0
Ⅰ B 期	T1	N1	M0
	T2	N0	M0
Ⅱ A 期	T1	N2	M0
	T2	N1	M0
	T3	N0	M0
Ⅱ B 期	T1	N3a	M0
	T2	N2	M0
	T3	N1	M0
	T4a	N0	M0
Ⅲ A 期	T2	N3a	M0
	T3	N2	M0
	T4a	N1,N2	M0
	T4b	N0	M0
Ⅲ B 期	T1,T2	N3b	M0
	T3,T4a	N3a	M0
	T4b	N1,N2	M0
Ⅲ C 期	T3,T4a	N3b	M0
	T4b	N3a,N3b	M0
Ⅳ期	任何 T	任何 N	M1

注：[*] AJCC 发表了新辅助治疗后的预后分组（带有前缀 y 的分类）。

预后因素表

胃癌预后因素

预后因素	肿瘤相关因素	宿主相关因素	环境相关因素
基本因素	T 分期 N 分期 M 分期 HER－2 状态		残留肿瘤:R0、 R1 或 R2
附加因素	肿瘤部位:贲门 或远端胃 组织学类型 脉管浸润	年龄	切除范围
新的和前 景因素	分子检测技术	种族:亚裔或 非亚裔	

Source:UICC Manual of Clinical Oncology, Ninth Edition. Edited by Brian O'Sullivan, James D. Brierley, Anil K. D'Cruz, Martin F. Fey, Raphael Pollock, Jan B. Vermorken and Shao Hui Huang. © 2015 UICC. Published 2015 by John Wiley & Sons, Ltd.

（梁寒　译）

参考文献

1　Sano T, Coit D, Kim HH, et al. for the IGCA Staging Project. Proposal of a new stage grouping of gastric cancer for TNM classification: International Gastric Cancer Association Staging Project. *Gastric Cancer* 2017; 20:217−225.

小肠癌

（ICD‑O‑3 C17）

分期原则

此分期仅适用于癌,并需经组织病理学确诊。

以下是 T、N、M 分期的评估流程:

T 分期　体格检查、影像学检查、内镜检查和(或)手术探查

N 分期　体格检查、影像学检查和(或)手术探查

M 分期　体格检查、影像学检查和(或)手术探查

解剖亚区

1.十二指肠(C17.0)

2.空肠(C17.1)

3.回肠(C17.2)(不包括回盲瓣 C18.0)

注:此分期不适用于壶腹癌(详见第 123 页)。

区域淋巴结

十二指肠的区域淋巴结包括胰十二指肠淋巴结、幽门淋巴结、肝淋巴结(胆总管周围淋巴结、胆囊淋巴结、肝门部淋巴结)以及肠系膜上淋巴结。

空肠和回肠的区域淋巴结是肠系膜淋巴结,包括肠系膜上淋巴结。对于回肠末端,其区域淋巴结为包括盲肠后淋巴结的回肠淋巴结。

TNM 临床分期

T:原发肿瘤

TX   原发肿瘤无法评估

T0   无原发肿瘤证据

Tis   原位癌

T1   肿瘤侵及固有层、黏膜肌层或黏膜下层

　　　T1a   肿瘤侵及固有层或黏膜肌层

　　　T1b   肿瘤侵及黏膜下层

T2   肿瘤侵及肌层

T3   肿瘤侵犯浆膜下层或非腹膜化的肌层周围组织(肠系膜及腹膜后腔*),但是没有穿透浆膜。

T4   肿瘤穿透脏腹膜,或直接侵及其他器官或结构(包括其他小肠肠袢、肠系膜,或腹膜后腔,以及透过浆膜侵及腹壁;对于十二指肠而言,还可能侵犯胰腺)

注:*非腹膜化的肌层周围组织在空肠和回肠是指部分肠系膜,对缺少浆膜的十二指肠来说,指部分腹膜后。

N:区域淋巴结

NX   区域淋巴结转移无法确定

N0   无区域淋巴结转移

N1   有 1~2 个区域淋巴结转移

N2   有 3 个或更多的区域淋巴结转移

M:远处转移

M0   无远处转移

M1   有远处转移

pTNM 病理学分期

pT 和 pN 分期与 T 和 N 的分期相对应。pM 分期详见第 10 页。

pN0 区域淋巴结清扫术标本的组织学检查通常应该包括 6 个或更多的淋巴结。如果淋巴结检查为阴性,但是检查的淋巴结数目没有达到要求,仍可以归类为 pN0。

分期

0 期	Tis	N0	M0
Ⅰ 期	T1 , T2	N0	M0
Ⅱ A 期	T3	N0	M0
Ⅱ B 期	T4	N0	M0
Ⅲ A 期	任何 T	N1	M0
Ⅲ B 期	任何 T	N2	M0
Ⅳ 期	任何 T	任何 N	M1

(梁寒 译)

阑尾癌
（ICD - O - 3 C18.1）

此分期适用于阑尾腺癌。神经内分泌癌被单独分期（见130页）。此类疾病需要有组织学证据，并且将此类癌症分为黏液性腺癌和非黏液性腺癌。

阑尾杯状细胞类癌分类与癌一致。

分级对黏液性肿瘤尤为重要。

以下是TNM分期的评估流程：

T分期　体格检查、影像学检查和（或）手术探查

N分期　体格检查、影像学检查和（或）手术探查

M分期　体格检查、影像学检查和（或）手术探查

解剖分区

阑尾（C18.1）

区域淋巴结

区域淋巴结是回结肠淋巴结。

TNM 临床分期

T:原发肿瘤

TX 原发肿瘤无法评估

T0 无原发肿瘤证据

Tis 原位癌:上皮内或侵犯固有层[a]

Tis(LAMN) 低级别阑尾黏液性肿瘤局限于阑尾(定义为无细胞性黏液或黏液性上皮延伸至固有肌层)

T1 肿瘤侵及黏膜下层

T2 肿瘤侵及固有肌层

T3 肿瘤侵及浆膜下层或阑尾系膜

T4 肿瘤穿透脏腹膜,包括腹膜黏液性肿瘤或在阑尾或阑尾系膜浆膜层的无细胞性黏液,和(或)直接侵犯其他器官或结构[b,c,d]

    T4a 肿瘤穿透脏腹膜,包括腹膜黏液性肿瘤或在阑尾或阑尾系膜浆膜层的无细胞性黏液

    T4b 肿瘤直接侵犯其他器官或结构

注:[a]Tis 包括腺上皮基底膜内(上皮内)或固有层(黏膜内)的癌细胞,没有穿透黏膜肌层进入黏膜下。

    [b]T4 中的直接侵犯包括侵出浆膜并侵犯其他肠段,如回肠。

    [c]肉眼见肿瘤与其他器官或结构粘连,归为 T4b。然而,如果显微镜下未见肿瘤与其他器官或结构粘连,则归为 pT1,2 或 3 期。

    [d]LAMN 包括侵及浆膜下层或浆膜表面(脏腹膜),分别被归为 T3 或 T4a。

N:区域淋巴结

NX　区域淋巴结转移无法确定

N0　无区域淋巴结转移

N1　有 1~3 个区域淋巴结转移

　　N1a　有 1 个区域淋巴结转移

　　N1b　有 2~3 个区域淋巴结转移

　　N1c　肿瘤种植*,例如,浆膜下或无腹膜覆盖的结
　　　　　直肠周围软组织中的卫星结节,无区域淋巴
　　　　　结转移

N2　有 4 个或更多的区域淋巴结转移

注:*肿瘤种植(卫星结节),原发肿瘤结肠或直肠周围脂
　　肪组织淋巴引流区内的肉眼或显微镜可见的癌巢或结
　　节,可能是淋巴结的跳跃式传播,病理学检查显示无残
　　留淋巴结或可识别的血管或神经结构。如果血管壁在
　　H&E、弹力纤维或其他染色中被识别,则被归为血管侵
　　犯(V1/2)或淋巴侵犯(L1)。同理,如果神经结构被识
　　别,则被归为神经周围侵犯(pN1)。

M:远处转移

M0　无远处转移

M1　有远处转移

　　M1a　仅腹膜内无细胞性黏液

　　M1b　仅有腹膜内转移,包括黏液上皮

　　M1c　非腹膜转移

pTNM 病理学分期

pT 和 pN 分期与 T 和 N 的分期相对应。pM 分期见第 10 页

pN0　区域淋巴结清扫术标本的组织学检查通常包括 12 个或更多淋巴结。如果淋巴结检查为阴性，但是检查的淋巴结数目没有达到要求，仍可归类为 pN0 分期。

分期

0 期	Tis	N0	M0	
0 期	Tis (LAMN)	N0	M0	
I 期	T1, T2	N0	M0	
II A 期	T3	N0	M0	
II B 期	T4a	N0	M0	
II C 期	T4b	N0	M0	
III A 期	T1, T2	N1	M0	
III B 期	T3, T4	N1	M0	
III C 期	任何 T	N2	M0	
IV A 期	任何 T	任何 N	M1a	任何 G
	任何 T	任何 N	M1b	G1
IV B 期	任何 T	任何 N	M1b	G2, G3, GX
IV C 期	任何 T	任何 N	M1c	任何 G

（郑磊 译　孔大陆 校）

结肠和直肠癌

（ICD – O – 3 C18 – 20）

此分期仅适用于癌。并需经组织病理学确诊。

以下是 TNM 分期的评估流程：

T 分期　体格检查、影像学检查、内镜检查和(或)手术探查

N 分期　体格检查、影像学检查和(或)手术探查

M 分期　体格检查、影像学检查和(或)手术探查

解剖分区及亚区

结肠（C18）

1. 盲肠（C18.0）

2. 升结肠（C18.2）

3. 肝曲（C18.3）

4. 横结肠（C18.4）

5. 脾曲（C18.5）

6. 降结肠（C18.6）

7. 乙状结肠（C18.7）

直肠乙状结肠连接部（C19）

直肠（C20）

区域淋巴结

下面是每个解剖学分区或亚区的区域淋巴结。

盲肠：回结肠、右结肠淋巴结

升结肠：回结肠、右结肠、中结肠淋巴结

肝曲：右结肠、中结肠淋巴结

横结肠：右结肠、中结肠、左结肠、肠系膜下淋巴结

脾曲：中结肠、左结肠、肠系膜下淋巴结

降结肠：左结肠、肠系膜下淋巴结

乙状结肠：乙状结肠、左结肠、直肠上（痔）、肠系膜下、直肠乙状结肠淋巴结

直肠：直肠上、中、下（痔）淋巴结,肠系膜下、髂内、直肠系膜（直肠周）、骶外侧、骶骨前淋巴结,骶骨岬淋巴结

除外以上部位的淋巴结转移均为远处转移。

TNM 临床分期

T：原发肿瘤

TX　原发肿瘤无法评估

T0　无原发肿瘤证据

Tis　原位癌：侵及固有层[a]

T1　侵犯黏膜下

T2　侵犯固有肌层

T3　侵及浆膜下层或侵犯无腹膜覆盖的结肠旁或直肠旁组织

T4　直接侵犯其他器官或组织结构[b,c,d]和(或)穿透脏腹膜

　　T4a　肿瘤穿透脏腹膜

　　T4b　肿瘤直接侵犯其他器官或组织结构

注:[a]Tis 包括癌细胞局限于黏膜内固有层,未穿透黏膜肌
　　层侵及黏膜下层。

　　[b]肿瘤穿过脏腹膜侵及表层。

　　[c]T4b 中的直接侵犯包括经显微镜证实的通过浆膜侵犯
　　其他器官或结直肠其他节段,或者腹膜后或腹膜下肿
　　瘤,穿透肌层直接侵犯其他器官或组织。

　　[d]肉眼可见肿瘤与其他器官或结构粘连,归为 cT4b,而
　　如果经显微镜检查证实无粘连,则根据解剖浸润深度
　　归为 pT1 – 3。

N:区域淋巴结

NX　区域淋巴结转移无法确定

N0　无区域淋巴结转移

N1　有 1~3 个区域淋巴结转移

　　N1a　有 1 个区域淋巴结转移

　　N1b　有 2~3 个区域淋巴结转移

　　N1c　肿瘤种植,例如(卫星结节)[*],在浆膜下或在无
　　　　腹膜覆盖的结直肠周围软组织,并且无区域淋
　　　　巴结转移

N2　有 4 个或更多的区域淋巴结转移

　　N2a　有 4~6 个区域淋巴结转移

　　N2b　有 7 个或更多的区域淋巴结转移

注:[*]肿瘤种植(卫星结节),原发肿瘤结肠或直肠周围脂
　　肪组织淋巴引流区内的肉眼或显微镜可见的癌巢或结

节,可能是淋巴结的跳跃式传播,病理学检查显示无残留淋巴结或可识别的血管或神经结构。如果血管壁在H&E、弹力纤维或其他染色中被识别,则被归为血管侵犯(V1/2)或淋巴侵犯(L1)。同理,如果神经结构被识别,则被归为神经周围侵犯(pN1)。肿瘤种植的存在不能改变原发肿瘤的T分期,但是如果在病理检查中所有区域淋巴结均为阴性,会将淋巴结分期(N)变为pN1c。

M:远处转移

M0   无远处转移

M1   有远处转移

　　M1a   转移仅局限于一个器官(肝、肺、卵巢、无区域
　　　　　淋巴结),无腹膜转移

　　M1b   一个以上器官有远处转移

　　M1c   转移到腹膜伴或不伴其他器官转移

TNM 病理学分期

　　pT 和 pN 分期与 T 和 N 的分期相对应。pM 分期见第10页。

pN0   区域淋巴结清扫术标本的组织学检查通常包括12
　　　　个或更多淋巴结。如果淋巴结检查为阴性,但是
　　　　检查的淋巴结数目没有达到要求,仍可归类为 pN0
　　　　分期。

分期

0 期	Tis	N0	M0
Ⅰ 期	T1 , T2	N0	M0
Ⅱ 期	T3 , T4	N0	M0
Ⅱ A 期	T3	N0	M0
Ⅱ B 期	T4a	N0	M0
Ⅱ C 期	T4b	N0	M0
Ⅲ 期	任何 T	N1 , N2	M0
Ⅲ A 期	T1 , T2	N1	M0
	T1	N2a	M0
Ⅲ B 期	T1 , T2	N2b	M0
	T2 , T3	N2a	M0
	T3 , T4a	N1	M0
Ⅲ C 期	T3 , T4a	N2b	M0
	T4a	N2a	M0
	T4b	N1 , N2	M0
Ⅳ 期	任何 T	任何 N	M1
Ⅳ A 期	任何 T	任何 N	M1a
Ⅳ B 期	任何 T	任何 N	M1b
Ⅳ C 期	任何 T	任何 N	M1c

预后因素表

不同结直肠癌的生存预后因素

预后因素	肿瘤相关因素	宿主相关因素	环境相关因素
基本因素	T 分期 N 分期 M 分期 环状切缘（直肠癌）	年龄	筛查方案
附加因素	血管/淋巴管侵犯 神经周围侵犯 分级 肿瘤出芽 穿孔 KRAS MSI BRAF	种族	社会经济地位 医学中心的年手术量和经验
新的和前景因素	分子检测技术		

Source：UICC Manual of Clinical Oncology, Ninth Edition. Edited by Brian O'Sullivan, James D. Brierley, Anil K. D'Cruz, Martin F. Fey, Raphael Pollock, Jan B. Vermorken and Shao Hui Huang. ©2015 UICC. Published 2015 by John Wiley & Sons, Ltd.

（郑磊 译 孔大陆 校）

肛管癌和肛周皮肤癌

（ICD－O－3 C21, ICD－O－3 C44.5）

　　肛管是从直肠延伸到肛周皮肤（连接带发皮肤）的肠管。它以黏膜覆盖的内括约肌为界，包括过渡上皮和齿状线。界定为肛门边缘5cm以内的肛周皮肤癌（ICD－O－3 C44.5），目前被归为肛管癌。

分期原则

　　此分期适用于肛管癌。需经组织病理学确诊并根据组织学类型进行分类。

　　以下是TNM分期的评估流程：

　　T分期　　体格检查、影像学检查、内镜检查和（或）手术探查

　　N分期　　体格检查、影像学检查和（或）手术探查

　　M分期　　体格检查、影像学检查和（或）手术探查

区域淋巴结

　　区域淋巴结包括直肠周围、髂内、髂外和腹股沟淋巴结。

TNM 临床分期

T:原发肿瘤

TX　原发肿瘤无法评估

T0　无原发肿瘤证据

Tis　原位癌、Bowen 病、高级鳞状上皮内病变(HSIL)、肛管上皮内瘤变Ⅱ－Ⅲ(AINⅡ－Ⅲ)

T1　肿瘤最大径≤2cm

T2　2cm < 肿瘤最大径≤5cm

T3　肿瘤最大直径 > 5cm

T4　无论肿瘤大小,只要侵及邻近器官,如阴道、尿管、膀胱[*]

注:[*] 仅直接侵及直肠壁、周围皮肤、皮下组织或括约肌,则不归为 T4。

N:区域淋巴结

NX　区域淋巴结转移无法确定

N0　无区域淋巴结转移

N1　有区域淋巴结转移

　　N1a　转移至腹股沟、直肠系膜和(或)髂内淋巴结

　　N1b　转移至髂外淋巴结

　　N1c　转移至髂外和腹股沟、直肠系膜和(或)髂内淋巴结

M:远处转移

M0　无远处转移

M1　有远处转移

pTNM 病理学分期

pT 和 pN 分期与 T 和 N 的分期相对应。pM 分期见第 10 页。

pN0   直肠周围/盆腔区域淋巴结清扫术标本的组织学检查通常包括 12 个或更多淋巴结。腹股沟淋巴结清扫术标本的组织学检查通常包括 6 个或更多淋巴结。如果淋巴结检查为阴性,但是检查的淋巴结数目没有达到要求,仍可归类为 pN0 分期。

分期

0 期	Tis	N0	M0
Ⅰ 期	T1	N0	M0
Ⅱ A 期	T2	N0	M0
Ⅱ B 期	T3	N0	M0
Ⅲ A 期	T1,T2	N1	M0
Ⅲ B 期	T4	N0	M0
Ⅲ C 期	T3,T4	N1	M0
Ⅳ 期	任何 T	任何 N	M1

预后因素表

肛管癌的生存预后因素

预后因素	肿瘤相关因素	宿主相关因素	环境相关因素
基本因素	T,N,M 分期	年龄 男性	吸烟 社交丧失
附加因素	皮肤溃疡 累及括约肌 原发肿瘤 > 　　5cm	免疫抑制 长期应用激素 HIV	
新的和前 景因素	鳞状细胞癌抗 原(SCCAg)	伴发单纯疱疹 病毒(HSV) 血红蛋白水平	

Source：UICC Manual of Clinical Oncology, Ninth Edition. Edited by Brian O'Sullivan, James D. Brierley, Anil K. D'Cruz, Martin F. Fey, Raphael Pollock, Jan B. Vermorken and Shao Hui Huang. ⓒ2015 UICC. Published 2015 by John Wiley & Sons, Ltd.

（郑磊 译　孔大陆 校）

肝细胞癌

（ICD - O - 3 C22.0）

分期原则

此分期适用于肝细胞癌。

肝胆管(肝内胆管)癌有独立的分期(见第 111 页)。并需经组织病理学确诊。

以下是 TNM 分期的评估流程：

T 分期　体格检查、影像学检查和(或)手术探查

N 分期　体格检查、影像学检查和(或)手术探查

M 分期　体格检查、影像学检查和(或)手术探查

注：尽管肝硬化是影响预后的重要因素，但作为一个独立的预后变量，并不影响 TNM 分期。

区域淋巴结

区域淋巴结包括肝门部淋巴结，沿肝固有动脉分布的肝淋巴结，沿门静脉分布的门静脉周围淋巴结，以及膈下和腔静脉旁淋巴结。

TNM 临床分期

T：原发肿瘤

TX　原发肿瘤无法评估

T0　无原发肿瘤证据

T1a　单个肿瘤最大径≤2cm,有或无血管浸润

T1b　单个肿瘤最大径>2cm,无血管浸润

T2　单个肿瘤最大径>2cm伴肝内血管浸润,或多发肿瘤,最大径均≤5cm

T3　多发肿瘤,任一肿瘤最大径>5cm

T4　肿瘤直接侵及胆囊以外的邻近器官(包括膈肌),或侵及门静脉或肝静脉的主要分支,或肿瘤穿透脏腹膜

N:区域淋巴结

NX　区域淋巴结转移无法确定

N0　无区域淋巴结转移

N1　有区域淋巴结转移

M:远处转移

M0　无远处转移

M1　有远处转移

pTNM 病理学分期

　　pT 和 pN 分期与 T 和 N 分期相对应,pM 分期见第10页。

pN0　区域淋巴结清扫术标本的组织学检查通常包括至少3个淋巴结。如果淋巴结检查为阴性,但是淋巴结检查数目没有达到要求,仍可归类为 pN0 分期。

分期

ⅠA 期	T1a	N0	M0
ⅠB 期	T1b	N0	M0
Ⅱ 期	T2	N0	M0
ⅢA 期	T3	N0	M0
ⅢB 期	T4	N0	M0
ⅣA 期	任何 T	N1	M0
ⅣB 期	任何 T	任何 N	M1

预后因素表

肝细胞癌预后因素

预后因素	肿瘤相关因素	宿主相关因素	环境相关因素
基本因素	大血管侵犯[*] 微血管侵犯[*] 大小 >5cm 多发（与单发相比） 肿瘤分化	肝纤维化背景[*] 肿瘤生长速度 诊断时患者身体状态 肝功能 门静脉高压程度	治疗因素： 切除术后残余病灶（R0，R1，R2） 射频术后残余病灶 栓塞术后残余病灶
附加因素	AFP 水平 DCP/PIVKA – Ⅱ 水平	肝炎活跃状态	
新的和前景因素	5 – gene 评分（遗传概况） 癌症干细胞标记物 循环 microRNA，DNA，循环肿瘤细胞	IGF – 1 与 CLIP 结合 调节性 T 细胞 C 反应蛋白(CRP)，白细胞介素 10（IL – 10），血管内皮生长因子（VEGF），中性粒细胞与淋巴细胞比例，Mn-SOD(锰超氧化物歧化酶)	

注：* 在手术切除/移植患者中占优势的预后因素。

Source: UICC Manual of Clinical Oncology, Ninth Edition. Edited by Brian O'Sullivan, James D. Brierley, Anil K. D'Cruz, Martin F. Fey, Raphael Pollock, Jan B. Vermorken and Shao Hui Huang.

（张偶 译　宋天强 校）

肝内胆管癌

（ICD – O – 3 C22.1）

分期原则

此分期仅适用于肝内胆管癌、胆管细胞癌和混合性肝细胞/胆管细胞癌，并需经组织病理学确诊。

以下是 TNM 分期的评估流程：

T 分期　体格检查、影像学检查和（或）手术探查

N 分期　体格检查、影像学检查和（或）手术探查

M 分期　体格检查、影像学检查和（或）手术探查

区域淋巴结

右叶肝内胆管区域淋巴结包括肝门部淋巴结（胆总管周围淋巴结、肝动脉周围淋巴结、门静脉周围淋巴结和胆囊周围淋巴结），十二指肠周围淋巴结及胰腺周围淋巴结。

左叶肝内胆管区域淋巴结包括肝门部淋巴结和肝胃韧带淋巴结。

若肝内胆管癌扩散到腹腔淋巴结和（或）主动脉周围淋巴结和腔静脉周围淋巴结，为远处转移。

TNM 临床分期

T：原发肿瘤

TX 原发肿瘤无法评估

T0 无原发肿瘤证据

Tis 原位癌（胆管内肿瘤）

T1a 单发肿瘤最大径≤5cm，无血管浸润

T1b 单发肿瘤最大径＞5cm，无血管浸润

T2 单发肿瘤伴肝内血管浸润，或多发肿瘤伴或不伴血管浸润

T3 肿瘤穿透脏腹膜

T4 肿瘤侵及邻近肝外组织

N：区域淋巴结

NX 区域淋巴结转移无法确定

N0 无区域淋巴结转移

N1 有区域淋巴结转移

M：远处转移

M0 无远处转移

M1 有远处转移

pTNM 病理学分期

pT 和 pN 分期与 T 和 N 分期相对应，pM 分期见第 10 页。

pN0 区域淋巴结清扫术标本的组织学检查通常包括至少 6 个淋巴结。如果淋巴结检查为阴性，但是淋巴结

检查数目没有达到要求,仍可归类为 pN0 分期。

分期			
0 期	Tis	N0	M0
Ⅰ 期	T1	N0	M0
Ⅰ A 期	T1a	N0	M0
Ⅰ B 期	T1b	N0	M0
Ⅱ 期	T2	N0	M0
Ⅲ A 期	T3	N0	M0
Ⅲ B 期	T4	N0	M0
	任何 T	N1	M0
Ⅳ 期	任何 T	任何 N	M1

(武强 译　宋天强 校)

胆囊癌

（ICD - O - 3 C23.9，C24.0）

分期原则

此分期仅适用于胆囊癌(C23.0)和胆囊管癌(C24.0)，并需经组织病理学确诊。

以下是 TNM 分期的评估流程：

T 分期　体格检查、影像学检查和(或)手术探查

N 分期　体格检查、影像学检查和(或)手术探查

M 分期　体格检查、影像学检查和(或)手术探查

区域淋巴结

区域淋巴结为肝门部淋巴结(包括胆总管周围淋巴结、肝总动脉周围淋巴结、门静脉周围淋巴结和胆囊管周围淋巴结)，腹腔淋巴结以及肠系膜上动脉周围淋巴结。

TNM 临床分期

T：原发肿瘤

TX　原发肿瘤无法评估

T0　无原发肿瘤证据

Tis　原位癌

T1　肿瘤侵及固有层或肌层

T1a　肿瘤侵及固有层

T1b　肿瘤侵及肌层

T2　肿瘤侵及肌肉周围结缔组织,尚未穿过浆膜或侵入肝脏

T2a　肿瘤侵及肌肉周围结缔组织,尚未穿过浆膜

T2b　肿瘤侵及肝脏侧肌肉周围结缔组织,尚未穿过肝脏

T3　肿瘤穿过浆膜(脏腹膜)和(或)直接侵及肝脏和(或)一个其他的邻近器官或组织,如胃、十二指肠、结肠、胰腺、网膜、肝外胆道

T4　肿瘤侵及门静脉主干或肝动脉或侵及 2 个以上肝外器官或组织

N:区域淋巴结

NX　区域淋巴结转移无法确定

N0　无区域淋巴结转移

N1　1~3 个区域淋巴结转移

N2　4 个或以上区域淋巴结转移

M:远处转移

M0　无远处转移

M1　有远处转移

pTNM 病理学分期

pT 和 pN 分期与 T 和 N 分期相对应,pM 分期见第 10 页。

pN0 区域淋巴结清扫术标本的组织学检查通常包括至少6个淋巴结。如果淋巴结检查为阴性,但是淋巴结检查数目没有达到要求,仍可归类为pN0分期。

分期

0 期	Tis	N0	M0
I A 期	T1a	N0	M0
I B 期	T1b	N0	M0
II A 期	T2a	N0	M0
II B 期	T2b	N0	M0
III A 期	T3	N0	M0
III B 期	T1,T2,T3	N1	M0
IV A 期	T4	N0,N1	M0
IV B 期	任何 T	N2	M0
	任何 T	任何 N	M1

（崔云龙 译 宋天强 校）

肝门周围胆管癌

（ICD – O – 3 C24.0）

分期原则

此分期适用于肝门周围的胆管癌（Klatskin 瘤），包括肝左管、肝右管和肝总管。

以下是 TNM 分期的评估流程：

T 分期　体格检查、影像学检查和（或）手术探查

N 分期　体格检查、影像学检查和（或）手术探查

M 分期　体格检查、影像学检查和（或）手术探查

解剖分区及亚区

肝门周围胆管癌是位于胆囊管起始部近端肝外胆道的肿瘤。

区域淋巴结

区域淋巴结包括肝十二指肠韧带内部肝门及胆总管周围的淋巴结。

TNM 临床分期

T:原发肿瘤

TX　原发肿瘤无法评估

T0　无原发肿瘤证据

Tis 原位癌

T1 肿瘤局限于胆管,可至肌层或纤维组织

T2a 肿瘤侵及胆管壁及周围脂肪组织

T2b 肿瘤侵及周围肝脏组织

T3 肿瘤侵及一侧门静脉分支或肝动脉分支

T4 肿瘤侵及门静脉主干或双侧分支;或肝总动脉;或侵及单侧二级胆管及对侧门静脉或肝动脉

N:区域淋巴结

NX 区域淋巴结转移无法确定

N0 无区域淋巴结转移

N1 1~3 个区域淋巴结转移

N2 4 个或以上区域淋巴结转移

M:远处转移

M0 无远处转移

M1 有远处转移

pTNM 病理学分期

pT 和 pN 分期与 T 和 N 分期相对应,pM 分期见第 10 页。

pN0 区域淋巴结清扫术标本的组织学检查通常包括至少 15 个淋巴结。如果淋巴结检查为阴性,但是淋巴结检查数目没有达到要求,仍可归类为 pN0 分期。

分期

0 期	Tis	N0	M0
I 期	T1	N0	M0
II 期	T2a, T2b	N0	M0
IIIA 期	T3	N0	M0
IIIB 期	T4	N0	M0
IIIC 期	任何 T	N1	M0
IVA 期	任何 T	N2	M0
IVB 期	任何 T	任何 N	M1

（李慧锴 译　宋天强 校）

肝外胆管癌

（ICD－O－3 C24.0）

此分期适用于胆囊管附着处远端的肝外胆管癌。胆囊管癌被归入胆囊癌。

以下是 TNM 分期的评估流程：

T 分期　体格检查、影像学检查和（或）手术探查

N 分期　体格检查、影像学检查和（或）手术探查

M 分期　体格检查、影像学检查和（或）手术探查

区域淋巴结

区域淋巴结位于胆总管周围，肝动脉周围，腹腔干背侧周围，胰十二指肠前后淋巴结，肠系膜上动脉周围淋巴结。

TNM 临床分期

T：原发肿瘤

TX　原发肿瘤无法评估

T0　无原发肿瘤证据

Tis　原位癌

T1　肿瘤侵及胆管壁 <0.5cm

T2　肿瘤侵及胆管壁 0.5~1.2cm

T3　肿瘤侵及胆管壁 >1.2cm

T4　肿瘤侵及腹腔动脉、肠系膜上动脉和(或)肝总动脉

N:区域淋巴结

NX　区域淋巴结转移无法确定

N0　无区域淋巴结转移

N1　有 1～3 个区域淋巴结转移

N2　有 4 个或更多区域淋巴结转移

M:远处转移

M0　无远处转移

M1　有远处转移

pTNM 病理学分期

pT 和 pN 分期与 T 和 N 分期相对应,pM 分期见第 10 页。

pN0　区域淋巴结清扫术标本的组织学检查通常包括至少 12 个淋巴结。如果淋巴结检查为阴性,但是淋巴结检查数目没有达到要求,仍可归类为 pN0 分期。

分期

0 期	Tis	N0	M0
I 期	T1	N0	M0
II A 期	T1	N1	M0
	T2	N0	M0
II B 期	T2	N1	M0
	T3	N0,N1	M0
III A 期	T1,T2,T3	N2	M0
III B 期	T4	任何 N	M0
IV 期	任何 T	任何 N	M1

预后因素表

胆管和胆囊癌的预后因素

预后因素	肿瘤相关因素	宿主相关因素	环境相关因素
基本因素	切除的可能性	ECOG 状态	肿瘤残留（R0,R1,R2）
附加因素	淋巴结转移		
新的和前景因素	FGFR2 突变		

Source：UICC Manual of Clinical Oncology, Ninth Edition. Edited by Brian O'Sullivan, James D. Brierley, Anil K. D'Cruz, Martin F. Fey, Raphael Pollock, Jan B. Vermorken and Shao Hui Huang. © 2015 UICC. Published 2015 by John Wiley & Sons, Ltd.

（周洪渊 译　宋天强 校）

Vater 壶腹癌

（ICD - O - 3 C24.1）

分期原则

此分期仅适用于 Vater 壶腹癌，并需经组织病理学确诊。

以下是 TNM 分期的评估流程：

T 分期　体格检查、影像学检查和（或）手术探查

N 分期　体格检查、影像学检查和（或）手术探查

M 分期　体格检查、影像学检查和（或）手术探查

区域淋巴结

区域淋巴结和胰头区域淋巴结一样，包括胆总管旁、肝总动脉旁、门静脉、幽门旁、幽门上、幽门下、近端肠系膜、腹腔干、胰十二指肠前后淋巴结，以及沿肠系膜上静脉、肠系膜上动脉右侧壁的淋巴结。

注：脾门淋巴结及胰尾淋巴结不属于区域淋巴结，这些淋巴结转移被视为 M1。

TNM 临床分期

T：原发肿瘤

TX　原发肿瘤无法评估

T0　无原发肿瘤证据

Tis   原位癌

T1a   肿瘤局限于 Vater 壶腹或 Oddi 括约肌

T1b   肿瘤浸润超出 Oddi 括约肌(括约肌旁浸润)和(或)
       侵入十二指肠黏膜下层

T2   肿瘤侵及十二指肠固有肌层

T3   肿瘤侵及胰腺或胰腺周围组织

    T3a   肿瘤侵入胰腺实质≤0.5cm

    T3b   肿瘤侵入胰腺实质>0.5cm,或侵及胰腺周围
          组织,或十二指肠浆膜,但是没有累及腹腔动脉
          干或肠系膜上动脉

T4   肿瘤侵及肠系膜上动脉或腹腔动脉干或肝总动脉

N:区域淋巴结

NX   区域淋巴结转移无法确定

N0   无区域淋巴结转移

N1   有 1~3 个区域淋巴结转移

N2   有 4 个或更多的区域淋巴结转移

M:远处转移

M0   无远处转移

M1   有远处转移

pTNM 病理学分期

    pT 和 pN 分期与 T 和 N 分期相对应,pM 分期见第
10 页。

pNO　区域淋巴结清扫术标本的组织学检查通常包括至少
　　　12 个淋巴结。如果淋巴结检查为阴性,但是淋巴结
　　　检查数目没有达到要求,仍可归类为 pNO 分期。

分期

0 期	Tis	N0	M0
ⅠA 期	T1a	N0	M0
ⅠB 期	T1b,T2	N0	M0
ⅡA 期	T3a	N0	M0
ⅡB 期	T3b	N0	M0
ⅢA 期	T1a,T1b,T2,T3	N1	M0
ⅢB 期	任何 T	N2	M0
	T4	任何 N	M0
Ⅳ期	任何 T	任何 N	M1

（房锋 译　宋天强 校）

胰腺癌

（ICD－O－3 C25）

分期原则

此分期适用于胰腺外分泌部癌和（或）高级别胰腺神经内分泌癌。高分化胰腺神经内分泌肿瘤（G1、G2）的分类可参见本书 139 页。分期需经组织病理学或细胞学检查确诊。

以下是 TNM 分期的评估流程：

T 分期　体格检查、影像学检查和（或）手术探查

N 分期　体格检查、影像学检查和（或）手术探查

M 分期　体格检查、影像学检查和（或）手术探查

解剖亚区

C25.0 胰头[a]

C25.1 胰体[b]

C25.2 胰尾[c]

C25.3 胰管

注：[a]胰头肿瘤发生在肠系膜上静脉左侧壁位置的右边部分胰腺。钩突被认为是胰头的一部分。

　　[b]胰体肿瘤发生在肠系膜上静脉左侧壁位置和主动脉左侧壁位置之间。

　　[c]胰尾肿瘤发生在主动脉左侧壁位置和脾门之间。

区域淋巴结

胰头和胰颈部肿瘤的区域淋巴结沿胆总管、肝总动脉、门静脉、幽门、幽门上、幽门下\肠系膜近端、腹腔干、胰十二指肠前后血管、肠系膜上静脉以及肠系膜上动脉右侧壁等分布。

胰体和尾部肿瘤的区域淋巴结沿肝总动脉、腹腔干、脾动脉、脾门、腹膜后以及主动脉旁等分布。

TNM 临床分期

T:原发肿瘤

TX　原发肿瘤无法评估

T0　无原发肿瘤的证据

Tis　原位癌[*]

T1　肿瘤最大径≤2cm

　　T1a　肿瘤最大径≤0.5cm

　　T1b　0.5cm＜肿瘤最大径≤1cm

　　T1c　1cm＜肿瘤最大径≤2cm

T2　2cm＜肿瘤最大径≤4cm

T3　肿瘤最大径＞4cm

T4　肿瘤侵及腹腔干或肠系膜上动脉和(或)肝总动脉

注:[*]Tis 也包括"PanIN－Ⅲ"分类。

N:区域淋巴结

NX　区域淋巴结转移无法确定

N0　无区域淋巴结转移

N1　有 1~3 个区域淋巴结转移

N2　有 4 个或更多个区域淋巴结转移

M:远处转移

M0　无远处转移

M1　有远处转移

pTNM 病理学分期

pT 和 pN 分期与 T 和 N 分期相对应。pM 分期见第 10 页。

pN0　区域淋巴结清扫术标本的组织学检查通常包括至少 12 个淋巴结。如果淋巴结检查为阴性,但是检查的淋巴结数目没有达到要求,仍可归类为 pN0 分期。

分期

0 期	Tis	N0	M0
ⅠA 期	T1	N0	M0
ⅠB 期	T2	N0	M0
ⅡA 期	T3	N0	M0
ⅡB 期	T1,T2,T3	N1	M0
Ⅲ 期	T1,T2,T3	N2	M0
	T4	任何 N	M0
Ⅳ 期	任何 T	任何 N	M1

预后因素表

胰腺癌的预后危险因素

预后因素	肿瘤相关因素	宿主相关因素	环境相关因素
基本因素	远处转移	ECOG 状态	切除后残余癌组织或者切缘状态(R0,R1,R2)
附加因素	淋巴结转移 CA19－9 水平	术后发病率	辅助化疗
新的和前景因素	hENT1 表达	修正后的 Glasgow 预后分数(C 反应蛋白和白蛋白) 中性粒细胞/淋巴细胞比值(NLR)	对新辅助治疗的病理应答反应

Source：UICC Manual of Clinical Oncology, Ninth Edition. Edited by Brian O'Sullivan, James D. Brierley, Anil K. D'Cruz, Martin F. Fey, Raphael Pollock, Jan B. Vermorken and Shao Hui Huang. © 2015 UICC. Published 2015 by John Wiley & Sons, Ltd.

（高春涛 译　郝继辉 校）

胃肠道高分化神经内分泌肿瘤

分期原则

此分期适用于胃肠道(包括胰腺)的高分化神经内分泌肿瘤(类癌和不典型类癌)。肺神经内分泌肿瘤应该按照肺癌的标准分类。皮肤默克尔细胞癌有其独立的分期标准。

除外高级别(G3)的神经内分泌癌,并且其应该按照相应部位癌的标准进行分期。

组织病理学分级

所有的胃肠道神经内分泌肿瘤的分级均参考如下标准:

分级	核分裂象(每10个高倍镜视野)[a]	Ki-67指数(%)[b]
G1	<2	≤2
G2	2~20	3~20
G3	>20	>20

注:[a]10个高倍镜视野等于2mm^2;在核分裂象最密集的区域至少要评估40个视野(40倍)。

[b]MIB1抗体;在最深核染色区域中每500~2000个肿瘤细胞的百分比数。

高分化神经内分泌肿瘤（G1 和 G2）：
胃、空肠/回肠、阑尾、结肠和直肠

区域淋巴结

区域淋巴结与相应部位癌的淋巴结分布一致。

胃

TNM 临床分期

T：原发肿瘤

TX　原发肿瘤无法评估

T0　无原发肿瘤证据

T1　肿瘤侵及黏膜或黏膜下层，且肿瘤最大径≤1cm

T2　肿瘤侵及固有肌层或最大径 >1cm

T3　肿瘤侵及浆膜下层

T4　肿瘤侵透脏腹膜（浆膜层）或侵及其他器官或周围组织结构

注：无论肿瘤大小，如果是多发肿瘤，则加（m）。

N：区域淋巴结

NX　区域淋巴结转移无法确定

N0　无区域淋巴结转移

N1　有区域淋巴结转移

M:远处转移

M0   无远处转移

M1   有远处转移

　　M1a   只有肝转移

　　M1b   只有肝外转移

　　M1c   同时有肝与肝外转移

分期

Ⅰ期	T1	N0	M0
Ⅱ期	T2,T3	N0	M0
Ⅲ期	T4	N0	M0
	任何T	N1	M0
Ⅳ期	任何T	任何N	M1

十二指肠/壶腹

TNM 临床分期

T:原发肿瘤

TX   原发肿瘤无法评估

T0   无原发肿瘤证据

T1   十二指肠:肿瘤侵及黏膜或黏膜下层,且肿瘤最大径
　　　≤1cm

　　　壶腹:肿瘤最大径≤1cm 并局限于 Oddi 括约肌

T2   十二指肠:肿瘤侵及固有肌层或最大径 >1cm

　　　壶腹:肿瘤穿透括约肌进入十二指肠黏膜下层或固有

■ 　　肌层,或最大径 > 1cm

T3　肿瘤侵及胰腺或胰周脂肪组织

T4　肿瘤侵透脏腹膜(浆膜层)或侵及其他器官

注:无论肿瘤大小,如果是多发肿瘤,则加(m)。

N:区域淋巴结

NX　区域淋巴结转移无法确定

N0　无区域淋巴结转移

N1　有区域淋巴结转移

M:远处转移

M0　无远处转移

M1　有远处转移

　　　M1a　只有肝转移

　　　M1b　只有肝外转移

　　　M1c　同时有肝与肝外转移

分期			
Ⅰ 期	T1	N0	M0
Ⅱ 期	T2,T3	N0	M0
Ⅲ 期	T4	N0	M0
	任何 T	N1	M0
Ⅳ 期	任何 T	任何 N	M1

空肠/回肠

TNM 临床分期

T:原发肿瘤

TX 原发肿瘤无法评估

T0 无原发肿瘤证据

T1 肿瘤侵及黏膜或黏膜下层,且肿瘤最大径≤1cm

T2 肿瘤侵及固有肌层或最大径>1cm

T3 肿瘤侵透固有肌层进入浆膜下层组织,没有侵透覆盖的浆膜(空肠或回肠)

T4 肿瘤侵透脏腹膜(浆膜层)或侵及其他器官或邻近结构

注:无论肿瘤大小,如果是多发肿瘤,则加(m)。

N:区域淋巴结

NX 区域淋巴结转移无法确定

N0 无区域淋巴结转移

N1 <12个区域淋巴结转移,而且系膜肿物最大径≤2cm

N2 ≥12个区域淋巴结转移,和(或)系膜肿物最大径>2cm

M:远处转移

M0 无远处转移

M1 有远处转移

M1a 只有肝转移

M1b 只有肝外转移

M1c 同时有肝与肝外转移

分期

Ⅰ 期	T1	N0	M0
Ⅱ 期	T2,T3	N0	M0
Ⅲ 期	T4	任何 N	M0
	任何 T	N1,N2	M0
Ⅳ期	任何 T	任何 N	M1

阑尾

TNM 临床分期

T:原发肿瘤[a]

TX　原发肿瘤无法评估

T0　无原发肿瘤证据

T1　肿瘤最大径≤2cm

T2　2cm<肿瘤最大径≤4cm

T3　肿瘤最大径>4cm 或侵犯浆膜下层,或累及阑尾系膜

T4　肿瘤侵透脏腹膜(浆膜层)或侵及无腹膜覆盖的其他器官或邻近结构,如腹壁及骨骼肌[b]

注:[a]该分型除外高级别神经内分泌癌、混合型腺神经内分泌癌及杯状细胞类癌。

　　[b]肉眼可见肿瘤黏附于其他器官或组织,应被分为 T4,如果镜下观察肿瘤没有黏附于其他器官或组织,应被分为 pT1–3。

N:区域淋巴结

NX 区域淋巴结转移无法确定

N0 无区域淋巴结转移

N1 有区域淋巴结转移

M:远处转移

M0 无远处转移

M1 有远处转移

    M1a 只有肝转移

    M1b 只有肝外转移

    M1c 同时有肝与肝外转移

pTNM 病理学分期

pT 和 pN 分期与 T 和 N 分期相对应,pM 分期见第 10 页。

pN0 区域淋巴结清扫术标本的组织学检查通常包括 12 个或更多淋巴结。如果淋巴结检查为阴性,但是检查的淋巴结数目没有达到要求,仍可归类为 pN0 分期。

分期

Ⅰ期	T1	N0	M0
Ⅱ期	T2,T3	N0	M0
Ⅲ期	T4	N0	M0
	任何 T	N1	M0
Ⅳ期	任何 T	任何 N	M1

结肠和直肠

TNM 临床分期

T:原发肿瘤

TX　原发肿瘤无法评估

T0　无原发肿瘤证据

T1　肿瘤侵及固有层或黏膜下层,或肿瘤最大径≤2cm

　　T1a　肿瘤大小＜1cm

　　T1b　肿瘤大小为1~2cm

T2　肿瘤侵及固有肌层或最大径＞2cm

T3　肿瘤侵及浆膜下或侵及无腹膜覆盖的直肠、结肠周围组织

T4　肿瘤侵透脏腹膜或侵及其他器官

注:无论肿瘤大小,如果是多发肿瘤,则加(m)。

N:区域淋巴结

NX　区域淋巴结转移无法确定

N0　无区域淋巴结转移

N1　有区域淋巴结转移

M:远处转移

M0　无远处转移

M1　有远处转移

　　M1a　只有肝转移

　　M1b　只有肝外转移

　　M1c　同时有肝与肝外转移

pTNM 病理学分期

pT 和 pN 分期与 T 和 N 分期相对应,pM 分期见第 10 页。

分期

Ⅰ 期	T1	N0	M0
Ⅱ A 期	T2	N0	M0
Ⅱ B 期	T3	N0	M0
Ⅲ A 期	T4	N0	M0
Ⅲ B 期	任何 T	N1	M0
Ⅳ 期	任何 T	任何 N	M1

胰腺高分化神经内分泌肿瘤（G1 和 G2）

分期原则

　　该分期适用于胰腺的高分化神经内分泌肿瘤（类癌和不典型类癌）。

　　除外高级别神经内分泌癌，其应该根据胰腺癌的分期标准进行分期。

区域淋巴结

区域淋巴结对应于具体的肿瘤解剖部位。

TNM 临床分期

T：原发肿瘤[a]

TX　原发肿瘤无法评估

T0　无原发肿瘤证据

T1　肿瘤局限于胰腺内[b]，最大径≤2cm

T2　肿瘤局限于胰腺内[b]，2cm＜最大径≤4cm

T3　肿瘤局限于胰腺内[b]，最大径＞4cm，或肿瘤侵犯十二指肠或胆管

T4　肿瘤侵及邻近器官（胃、脾、结肠、肾上腺）或大血管壁（腹腔干或肠系膜上动脉）

注：[a]无论肿瘤大小，如果是多发肿瘤，则加（m）。

　　[b]可以包括侵犯胰腺周围脂肪组织，但是除外侵犯相邻器官。

N:区域淋巴结

NX   区域淋巴结转移无法确定

N0   无区域淋巴结转移

N1   有区域淋巴结转移

M:远处转移

M0   无远处淋巴结转移

M1   有远处淋巴结转移

    M1a   只有肝转移

    M1b   只有肝外转移

    M1c   同时有肝与肝外转移

分期

Ⅰ期	T1	N0	M0
Ⅱ期	T2,T3	N0	M0
Ⅲ期	T4	N0	M0
	任何 T	N1	M0
Ⅳ期	任何 T	任何 N	M1

（秦泰 译   郝继辉 校）

本书配有读者交流群

微信扫描最后一页二维码,入群获取 TNM 研究资源,与群友分享学习心得和实践经验。

肺、胸膜及胸腺肿瘤

导言

此分期适用于肺部肿瘤,包括非小细胞肺癌和小细胞肺癌、支气管肺类癌、恶性胸膜间皮瘤和胸腺肿瘤。

每个部位的肿瘤按照下列标题进行描述:

● 使用 TNM 分期流程的分期原则,如果其他的方法可以提高治疗前评估的准确性,也可采用;

● 解剖亚区(如果适用);

● 区域淋巴结的定义;

● TNM 临床分期;

● pTNM 病理学分期;

● 分期;

● 预后因素表。

区域淋巴结

区域淋巴结从锁骨上区延伸至膈肌。原发肿瘤直接侵犯淋巴结被分类为淋巴结转移。

(徐峰 译 苏延军 校)

肺癌

（ICD – O – 3 C34）

分期原则

此分期适用于肺部肿瘤,包括非小细胞肺癌和小细胞肺癌、支气管肺类癌。但不适用于肉瘤和其他罕见肿瘤。

与第7版相比,本版变化之处是基于 IASLC 肺癌分期项目的建议(见参考文献)[1-6]。

需经组织病理学确诊,并根据组织学类型进行分类。

以下是 TNM 分期的评估流程:

T 分期　体格检查、影像学检查、内镜检查和(或)手术探查

N 分期　体格检查、影像学检查、内镜检查和(或)手术探查

M 分期　体格检查、影像学检查和(或)手术探查

解剖亚区

1. 主支气管(C34.0)

2. 上叶(C34.1)

3. 中叶(C34.2)

4. 下叶(C34.3)

区域淋巴结

区域淋巴结为胸内淋巴结(纵隔、肺门、肺叶、叶间、段和亚段淋巴结)、斜角肌及锁骨上淋巴结。

TNM 临床分期

T:原发肿瘤

TX　原发肿瘤无法评估;或在痰液、支气管冲洗液中找到肿瘤细胞,但影像学或支气管镜检没有可视肿瘤

T0　无原发肿瘤证据

Tis　原位癌[a]

T1　肿瘤最大径≤3cm,被肺或脏胸膜包绕,支气管镜检肿瘤没有累及叶支气管以上(即没有累及主支气管)[b]

　　T1mi　微浸润型腺癌[c]

　　T1a　肿瘤最大径≤1cm[b]

　　T1b　1cm<肿瘤最大径≤2cm[b]

　　T1c　2cm<肿瘤最大径≤3cm[b]

T2　3cm<肿瘤最大径≤5cm;或肿瘤符合以下特征之一[d]:

- 累及主支气管,无论其与隆突的距离,但是没有累及隆突
- 累及脏胸膜
- 伴有延伸到肺门的肺不张或阻塞性肺炎,累及部分或者全肺

　　T2a　3cm<肿瘤最大径≤4cm

　　T2b　4cm<肿瘤最大径≤5cm

T3　5cm<肿瘤最大径≤7cm,或者直接侵犯下列结构之一:壁层胸膜、胸壁(包括肺上沟瘤)、膈神经、壁层心

包;或者在和原发肿瘤同一肺叶内出现单个或多个分离肿瘤结节

T4　肿瘤最大径＞7cm,或者侵犯下列结构之一:膈肌、纵隔、心脏、大血管、气管、喉返神经、食管、椎体、隆突;或者在和原发肿瘤同侧的不同肺叶内出现单个或多个分离肿瘤结节

N:区域淋巴结

NX　区域淋巴结转移无法确定

N0　无区域淋巴结转移

N1　转移至同侧支气管周围和(或)同侧肺门淋巴结和肺内淋巴结,包括肿瘤直接侵犯

N2　转移至同侧纵隔和(或)隆突下淋巴结

N3　转移至对侧纵隔、对侧肺门淋巴结,同侧或者对侧斜角肌,或锁骨上淋巴结

M:远处转移

M0　无远处转移

M1　有远处转移

M1a　对侧肺叶单个或多个分离肿瘤结节;胸膜或心包肿瘤结节或恶性胸腔积液或恶性心包积液[e]

M1b　胸腔外单个器官的单发的转移[f]

M1c　胸腔外单个或多个器官的多发的转移

注:[a]Tis 包括原位腺癌和原位鳞癌。

[b]任何大小的肿瘤成分的少见的表浅播散(即肿瘤沿气道播散现象),甚至可能延伸至主气管,只要局限于气管壁,仍被定义为 T1a。

[c] 实性腺癌(最大径≤3cm),以伏壁生长为主型,且任何中心的最大径上浸润≤5mm。

[d] 具有这些特点的 T2 肿瘤如果最大径≤4cm(或最大径不能确定)被定义为 T2a,如果 4cm < 最大径≤5cm 则定义为 T2b。

[e] 大部分肺癌的胸膜(心包)积液是由肿瘤引起的,但在少部分患者中,如果对胸膜(心包)积液进行了多次显微镜下细胞学检查,均未能找到癌细胞,且积液为非血性和非渗出性的,则临床判断积液与肿瘤无关,该积液应不影响肿瘤分期。

[f] 包括单个远处淋巴结转移的情况。

pTNM 病理学分期

pT 和 pN 分期与 T 和 N 分期相对应,pM 分期见第 10 页。

pN0　肺门和纵隔淋巴结清扫术标本的组织学检查通常需要包含至少 6 个/站淋巴结。其中 3 个/站淋巴结来自包括隆突下淋巴结在内的纵隔淋巴结,3 个/站淋巴结来自 N1 淋巴结。最好根据 IASLC 图表的定义对淋巴结进行标记。如果所有淋巴结检查均为阴性,但是检查的数目没有达到要求,仍可归类为 pN0 分期。

分期

隐匿性癌	TX	N0	M0
0 期	Tis	N0	M0
ⅠA 期	T1	N0	M0
ⅠA1 期	T1mi	N0	M0
	T1a	N0	M0
ⅠA2 期	T1b	N0	M0
ⅠA3 期	T1c	N0	M0
ⅠB 期	T2a	N0	M0
ⅡA 期	T2b	N0	M0
ⅡB 期	T1a – c;T2a,b	N1	M0
	T3	N0	M0
ⅢA 期	T1a – c;T2a,b	N2	M0
	T3	N1	M0
	T4	N0,N1	M0
ⅢB 期	T1a – c;T2a,b	N3	M0
	T3,T4	N2	M0
ⅢC 期	T3,T4	N3	M0
Ⅳ期	任何 T	任何 N	M1
ⅣA 期	任何 T	任何 N	M1a,M1b
ⅣB 期	任何 T	任何 N	M1c

预后因素表

手术切除的非小细胞肺癌（NSCLC）的预后影响因素

预后因素	肿瘤相关因素	宿主相关因素	环境相关因素
基本因素	T 分期 N 分期 淋巴结结外侵犯	体重降低 身体状态	切缘 淋巴结清扫数量
附加因素	组织学分类 分级 血管侵犯 肿瘤大小	性别	
新的和前景因素	分子/生物标志物	生活质量 婚姻状况	

局部进展或转移的 NSCLC 的预后影响因素

预后因素	肿瘤相关因素	宿主相关因素	环境相关因素
基本因素	分期 上腔静脉阻塞 （SVCO） 单发转移 病灶数目	体重降低 身体状态	化疗 靶向治疗
附加因素	转移灶数目 胸腔积液 肝转移 血红蛋白 乳酸脱氢酶 （LDH） 白蛋白	性别 症状负荷	
新的和前景因素	分子/生物标志物	生活质量 婚姻状况 焦虑/抑郁	

Source：UICC Manual of Clinical Oncology, Ninth Edition. Edited by Brian O'Sullivan, James D. Brierley, Anil K. D'Cruz, Martin F. Fey, Raphael Pollock, Jan B. Vermorken and Shao Hui Huang. © 2015 UICC. Published 2015 by John Wiley & Sons, Ltd.

预后因素表

小细胞肺癌（SCLC）的预后影响因素

预后因素	肿瘤相关因素	宿主相关因素	环境相关因素
基本因素	分期	身体状态 年龄 合并症	化疗 胸部放疗 预防性颅照射
附加因素	乳酸脱氢酶 碱性磷酸酶 库欣综合征 M0：纵隔淋巴 　结转移 M1：转移灶数 　目 脑或骨转移 白细胞计数/ 　血小板计数		
新的和前 景因素	分子/生物标 志物		

Source：UICC Manual of Clinical Oncology, Ninth Edition. Edited by Brian O'Sullivan, James D. Brierley, Anil K. D'Cruz, Martin F. Fey, Raphael Pollock, Jan B. Vermorken and Shao Hui Huang. © 2015 UICC. Published 2015 by John Wiley & Sons, Ltd.

（徐峰 译　苏延军 校）

参考文献

1 Rami-Porta R, Bolejack V, Giroux DJ, et al. The IASLC Lung Cancer Staging Project: the new database to inform the 8th edition of the TNM classification of lung cancer. *J Thorac Oncol* 2014; 9: 1618–1624.

2 Rami-Porta R, Bolejack V, Crowley J, et al. The IASLC Lung Cancer Staging Project: proposals for the revisions of the T descriptors in the forthcoming 8th edition of the TNM classification for lung cancer. *J Thorac Oncol* 2015; 10: 990–1003.

3 Asamura H, Chansky K, Crowley J, et al. The IASLC Lung Cancer Staging Project: proposals for the revisions of the N descriptors in the forthcoming 8th edition of the TNM classification for lung cancer. *J Thorac Oncol* 2015; 10: 1675–1684.

4 Eberhardt WEE, Mitchell A, Crowley J, et al. The IASLC Lung Cancer Staging Project: proposals for the revisions of the M descriptors in the forthcoming 8th edition of the TNM classification for lung cancer. *J Thorac Oncol* 2015; 10: 1515–1522.

5 Goldstraw P et al. The IASLC Lung Cancer Staging Project: proposals for the revision of the TNM stage grouping in the forthcoming (eighth) edition of the TNM classification for lung cancer. *J Thorac Oncol* 2016;11: 39–51.

6 Nicholson AG, Chansky K, Crowley J, et al. The IASLC Lung Cancer Staging Project: proposals for the revision of the clinical and pathological staging of small cell lung cancer in the forthcoming eighth edition of the TNM classification for lung cancer. *J Thorac Oncol* 2016;11: 300–311.

胸膜间皮瘤

(ICD – O – 3 C38.4)

分期原则

此分期适用于恶性胸膜间皮瘤,并需经组织病理学确诊。

与第 7 版相比,本版变化之处是基于 IASLC 分期项目的建议。

以下是 TNM 分期的评估流程:

T 分期　体格检查、影像学检查、内镜检查和(或)手术探查

N 分期　体格检查、影像学检查、内镜检查和(或)手术探查

M 分期　体格检查、影像学检查和(或)手术探查

区域淋巴结

区域淋巴结为胸内淋巴结、内乳淋巴结、斜角肌及锁骨上淋巴结。

TNM 临床分期

T:原发肿瘤

TX　原发肿瘤无法评估

T0　无原发肿瘤证据

T1 肿瘤累及同侧壁胸膜,伴或不伴脏胸膜、纵隔或膈肌胸膜受累

T2 肿瘤累及同侧壁或脏胸膜,并至少符合以下特征之一:
- 累及膈肌
- 累及肺实质

T3 肿瘤累及同侧壁或脏胸膜,并至少符合以下特征之一:
- 累及胸内筋膜
- 累及纵隔脂肪
- 累及胸壁软组织的孤立肿瘤病灶
- 非透壁性心包受累

T4 肿瘤累及同侧壁或脏胸膜,并至少符合以下特征之一:
- 累及胸壁,伴或不伴肋骨破坏(弥漫性或多发性病灶)
- 肿瘤穿过膈肌累及腹膜
- 累及对侧胸膜
- 累及纵隔器官(食管、气管、心脏、大血管)
- 累及椎体、椎间孔、脊髓
- 累及心包膜内表面(透壁性侵犯,伴或不伴心包积液)

N:区域淋巴结

NX 区域淋巴结转移无法确定

N0 无区域淋巴结转移

N1 转移至同侧胸内淋巴结(包括同侧支气管肺、肺门、
　　隆突下、气管旁、主肺动脉窗、食管旁、膈肌周围、心包
　　周围脂肪垫、肋间及内乳淋巴结)
N2 转移至对侧胸内淋巴结。转移至同侧或对侧锁骨上
　　淋巴结

M:远处转移
M0 无远处转移
M1 有远处转移

pTNM 病理学分期

　　pT 和 pN 分期与 T 和 N 分期相对应,pM 分期见第
10 页。

分期

ⅠA 期	T1	N0	M0
ⅠB 期	T2,T3	N0	M0
Ⅱ 期	T1,T2	N1	M0
ⅢA 期	T3	N1	M0
ⅢB 期	T1,T2,T3	N2	M0
	T4	任何 N	M0
Ⅳ期	任何 T	任何 N	M1

（徐峰 译　苏延军 校）

胸腺肿瘤

（ICD - O - 3 C37.9）

分期原则

此分期适用于胸腺上皮肿瘤,包括胸腺瘤、胸腺癌和胸腺神经内分泌肿瘤。不适用于肉瘤、淋巴瘤及其他少见肿瘤。

该分期为第 8 版新增内容,是基于 IASLC 分期项目和国际胸腺肿瘤协会（ITMIG）的建议[1-3]。

需要经组织病理学确诊,并根据组织学类型进行分类。

以下是 TNM 分期的评估流程:

T 分期　体格检查、影像学检查、内镜检查和（或）手术探查

N 分期　体格检查、影像学检查、内镜检查和（或）手术探查

M 分期　体格检查、影像学检查和（或）手术探查

区域淋巴结

区域淋巴结为胸腺前（旁）淋巴结、胸内深部淋巴结及颈部淋巴结。

TNM 临床分期

T:原发肿瘤

TX　原发肿瘤无法评估

T0　无原发肿瘤证据

T1　肿瘤仅限于纵隔或累及纵隔脂肪,伴或不伴纵隔胸膜受累

　　T1a　无纵隔胸膜受累

　　T1b　直接侵犯纵隔胸膜

T2　肿瘤直接侵犯心包(部分或全层)

T3　肿瘤直接侵犯下列任一组织:

　　肺、头臂静脉、上腔静脉、膈神经、胸壁或心包外肺动静脉

T4　肿瘤直接侵犯下列任一组织:

　　主动脉(升段、弓或降段)、弓上血管、心包内肺动脉、心肌、气管或食管

N:区域淋巴结

NX　区域淋巴结转移无法确定

N0　无区域淋巴结转移

N1　转移至胸腺前(旁)淋巴结

N2　转移至胸内深部淋巴结及颈部淋巴结

M:远处转移

M0　无远处转移

M1　有远处转移

　　M1a　胸膜或心包上的单个或多个分离肿瘤结节

M1b　胸膜或心包之外的远处转移

pTNM 病理学分期

pT 和 pN 分期与 T 和 N 分期相对应,pM 分期见第10 页。

分期

Ⅰ 期	T1	N0	M0
Ⅱ 期	T2	N0	M0
ⅢA 期	T3	N0	M0
ⅢB 期	T4	N0	M0
ⅣA 期	任何 T	N1	M0
	任何 T	N0,N1	M1a
ⅣB 期	任何 T	N2	M0,M1a
	任何 T	任何 N	M1b

（徐峰　译　苏延军　校）

参考文献

1　Nicholson AG, Detterbeck FC, Marino M, et al. The IASLC/ITMIG thymic epithelial tumors staging project: proposals for the T component for the forthcoming (8th) edition of the TNM classification of malignant tumors. *J Thorac Oncol* 2014; 9: s73–s80.

2　Kondo K, Van Schil P, Detterbeck FC, et al. The IASLC/ITMIG thymic epithelial tumors staging project: proposals for the N and M components for the forthcoming (8th) edition of the TNM classification of malignant tumors. *J Thorac Oncol* 2014; 9: s81–s87.

3　Detterbeck FC, Stratton K, Giroux D, et al. The IASLC/ITMIG thymic epithelial tumors staging project: proposal for an evidence-based stage classification system for the forthcoming (8th) edition of the TNM classification of malignant tumors. *J Thorac Oncol* 2014; 9: s65–s72.

骨与软组织肿瘤

导言

包括下列部位：

- 骨
- 软组织
- 胃肠道间质瘤

每个部位的肿瘤都将按以下标题进行描述：

- 使用 TNM 分期流程的分期原则,如果其他的方法可以提高治疗前评估的准确性,也可采用;
- 解剖分区(如果适用);
- 区域淋巴结的定义;
- TNM 临床分期;
- pTNM 病理学分期;
- G 组织病理学分级;
- 分期;
- 预后因素表。

G 组织病理学分级

骨与软组织肿瘤的分级标准是依据三个级别的分类。在这个分类中,级别 1 是"低度恶性",级别 2、3 是"高度恶性"。

(韩秀鑫 译　王国文 校)

骨肿瘤

（ICD – O – 3 C40,41）

该分期适用于除恶性淋巴瘤、多发骨髓瘤、表面/皮质旁骨肉瘤以及皮质旁软骨肉瘤外的所有原发恶性骨肿瘤。需经组织病理学确诊,并根据组织学类型和分级进行分类。

以下是 TNM 分期的评估流程:

T 分期　体格检查和影像学检查

N 分期　体格检查和影像学检查

M 分期　体格检查和影像学检查

区域淋巴结即肿瘤原发部位的常规引流区域内的淋巴结。累及区域淋巴结的情况很少,并且淋巴结状态未经临床或病理学评估的病例应该被考虑为 N0,而不是 NX 或 pNX。

T:原发肿瘤

TX　原发肿瘤无法评估

T0　无原发肿瘤证据

四肢骨、躯干骨、颅骨和面部骨骼

T1　肿瘤最大径≤8cm

T2　肿瘤最大径>8cm

T3　原发部位肿瘤不连续

脊柱

T1　肿瘤局限于单个脊椎节段或相邻的 2 个脊椎节段

T2　肿瘤局限于相邻的 3 个脊椎节段

T3　肿瘤局限于相邻的 4 个脊椎节段

T4a　肿瘤侵入椎管

T4b　肿瘤侵及邻近血管或者邻近血管内瘤栓形成

注:

脊椎节段分为如下 5 个部分:

右侧椎弓根

右侧椎体

左侧椎体

左侧椎弓根

后部附件

骨盆

T1a　肿瘤局限于单个骨盆区域,无骨盆外侵犯,且肿瘤尺寸≤8cm

T1b　肿瘤局限于单个骨盆区域,无骨盆外侵犯,且肿瘤尺寸>8cm

T2a　肿瘤局限于单个骨盆区域,有骨盆外侵犯,且肿瘤尺寸≤8cm

或肿瘤局限于骨盆两个邻近区域,无骨盆外侵犯,且肿瘤尺寸≤8cm

T2b 肿瘤局限于单个骨盆区域,有骨盆外侵犯,且肿瘤尺寸 > 8cm

或肿瘤局限于骨盆两个邻近区域,无骨盆外侵犯,且肿瘤尺寸 > 8cm

T3a 肿瘤局限于骨盆两个邻近区域,有骨盆外侵犯,且肿瘤尺寸 ≤8cm

T3b 肿瘤局限于骨盆两个邻近区域,有骨盆外侵犯,且肿瘤尺寸 > 8cm

T4a 肿瘤累及骨盆三个邻近区域或肿瘤穿过骶髂关节达骶神经孔

T4b 肿瘤包裹髂外血管或盆腔主要血管内瘤栓形成

注:

骨盆分为如下 4 个部分:

骶骨外侧至骶孔

髂骨翼

髋臼/髋臼周围

骨盆支、耻骨联合和坐骨

N:区域淋巴结

NX　区域淋巴结转移无法确定

N0　无区域淋巴结转移

N1　有区域淋巴结转移

M:远处转移

M0　无远处转移

M1　有远处转移

M1a　肺

M1b　远处其他部位

pTNM 病理学分期

pT 和 pN 分期与 T 和 N 分期相对应。pM 分期见第 10 页。

分期

四肢骨、躯干骨、颅骨和面部骨骼

Ⅰ A 期	T1	N0	M0	G1,GX 低级别
Ⅰ B 期	T2,T3	N0	M0	G1,GX 低级别
Ⅱ A 期	T1	N0	M0	G2,G3 高级别
Ⅱ B 期	T2	N0	M0	G2,G3 高级别
Ⅲ 期	T3	N0	M0	G2,G3 高级别
ⅣA 期	任何 T	N0	M1a	任何 G
ⅣB 期	任何 T	N1	任何 M	任何 G
	任何 T	任何 N	M1b	任何 G

脊柱和骨盆

脊柱和骨盆恶性肿瘤无分期。

预后因素表

骨肉瘤预后因素

预后因素	肿瘤相关因素	宿主相关因素	环境相关因素
基本因素	部位,尺寸,病变范围 对新辅助化疗的敏感程度	年龄	切除后的残留病灶
附加因素	乳酸脱氢酶 碱性磷酸酶	性别 身体状态	肉瘤治疗的多学科协作 局部复发情况
新的和前景因素	生物标志物		

Source：UICC Manual of Clinical Oncology, Ninth Edition. Edited by Brian O'Sullivan, James D. Brierley, Anil K. D'Cruz, Martin F. Fey, Raphael Pollock, Jan B. Vermorken and Shao Hui Huang. © 2015 UICC. Published 2015 by John Wiley & Sons, Ltd.

（韩秀鑫 译　王国文 校）

软组织肿瘤

（ICD－O－3 C38.1,2,3,C47－49）

该病需经组织病理学确诊,并根据组织学类型和分级进行分类。

以下是 TNM 分期的评估流程:

T 分期　体格检查和影像学检查

N 分期　体格检查和影像学检查

M 分期　体格检查和影像学检查

解剖分区

1. 结缔组织、皮下组织及其他软组织(C49)、周围神经(C47)

2. 腹膜后(C48.0)

3. 纵隔:前纵隔(C38.1);后纵隔(C38.2);中纵隔,NOS(C38.3)

肿瘤组织学类型

不包括以下组织学类型:

- 卡波西肉瘤

- 皮肤纤维肉瘤(隆突性)

- 纤维瘤病(硬纤维瘤)

- 起源于硬脑膜和脑的肉瘤
- 血管肉瘤（一种侵袭性肉瘤）不包括在内，因为其自然史与该分类不一致

注：叶状囊肉瘤是一种躯干表浅部位的软组织肉瘤。

区域淋巴结

区域淋巴结即肿瘤原发部位的常规引流区域内的淋巴结。累及区域淋巴结的情况很少，并且淋巴结状态未经临床或病理学评估的病例应该被考虑为 N0，而不是 NX 或 pNX。

TNM 临床分期

T：原发肿瘤

TX　原发肿瘤无法评估

T0　无原发肿瘤证据

四肢及躯干表浅软组织

T1　肿瘤最大径 ≤5cm

T2　5cm < 肿瘤最大径 ≤10cm

T3　10cm < 肿瘤最大径 ≤15cm

T4　肿瘤最大径 > 15cm

腹膜后

T1　肿瘤最大径 ≤5cm

T2　5cm < 肿瘤最大径 ≤10cm

T3　10cm < 肿瘤最大径 ≤15cm

T4　肿瘤最大径 > 15cm

头颈部

T1　肿瘤最大径≤2cm

T2　2cm＜肿瘤最大径≤4cm

T3　肿瘤最大径＞4cm

T4a　肿瘤侵及眼眶、颅底或硬脑膜、中央室脏器、面部骨骼和(或)翼状肌

T4b　肿瘤侵及脑实质,包裹颈动脉,侵及椎前肌或沿周围神经侵犯中枢神经

胸腹部脏器

T1　肿瘤局限于单个器官

T2a　肿瘤侵及浆膜或脏腹膜

T2b　镜下可见肿瘤组织向浆膜外扩散

T3　肿瘤侵及其他器官或肉眼可见肿瘤向浆膜外扩散

T4a　一个器官内的不超过 2 个分区的多病灶肿瘤

T4b　超过 2 个但不多于 5 个分区的多病灶肿瘤

T4c　多于 5 个分区的多病灶肿瘤

N:区域淋巴结

NX　区域淋巴结转移无法确定

N0　无区域淋巴结转移

N1　有区域淋巴结转移

M:远处转移

M0　无远处转移

M1　有远处转移

pTNM 病理学分期

pT 和 pN 分期分别与 T 和 N 分期相对应,pM 分期见第 10 页。

分期

四肢及躯干表浅软组织、腹膜后

Ⅰ A 期	T1	N0	M0	G1,GX 低级别
Ⅰ B 期	T2,T3,T4	N0	M0	G1,GX 低级别
Ⅱ 期	T1	N0	M0	G2,G3 高级别
Ⅲ A 期	T2	N0	M0	G2,G3 高级别
Ⅲ B 期	T3,T4	N0	M0	G2,G3 高级别
	任何 T	N1 [*]	M0	任何 G
Ⅳ 期	任何 T	任何 N	M1	任何 G

注:[*]对于四肢及躯干表浅软组织来说,AJCC 将 N1 划分为 Ⅳ 期。

分期

头颈部、胸腹部脏器

头颈部及胸腹部脏器的软组织肉瘤无分期。

（韩秀鑫 译　王国文 校）

胃肠道间质瘤（**GIST**）

此分期仅适用于胃肠道间质瘤,且需要经组织病理学确诊。

以下是 TNM 分期的评估流程:

T 分期　体格检查、影像学检查、内镜检查和(或)手术探查

N 分期　体格检查、影像学检查和(或)手术探查

M 分期　体格检查、影像学检查和(或)手术探查

解剖分区及亚区

- 食管(C15)
- 胃(C16)
- 小肠(C17)

  1. 十二指肠(C17.0)

  2. 空肠(C17.1)

  3. 回肠(C17.2)

- 结肠(C18)
- 直肠乙状结肠连接部(C19)
- 直肠(C20)
- 网膜(C48.1)
- 肠系膜(C48.1)

区域淋巴结

区域淋巴结是原发肿瘤区域内的淋巴结。详见胃肠道解剖分区。

TNM 临床分期

T：原发肿瘤

TX　原发肿瘤无法评估

T0　无原发肿瘤证据

T1　肿瘤最大径≤2cm

T2　2cm＜肿瘤最大径≤5cm

T3　5cm＜肿瘤最大径≤10cm

T4　肿瘤最大径＞10cm

N：区域淋巴结

NX　区域淋巴结转移无法确定[*]

N0　无区域淋巴结转移

N1　有区域淋巴结转移

注：

[*] NX：在 GIST 中区域淋巴结受累较少见，所以当临床诊断与病理学诊断都未发现淋巴结受累时，应该将其考虑为 N0，而不是 NX 或者 pNX。

M：远处转移

M0　无远处转移

M1　有远处转移

pTNM 病理学分期

pT 和 pN 分期与 T 和 N 分期相对应。pM 分期详见第 10 页。

G 组织病理学分级

GIST 分级取决于有丝分裂率[*]

低有丝分裂率：≤5/50HPF

高有丝分裂率：>5/50HPF

注：[*] GIST 有丝分裂率：50 个高倍视野（HPF）下，应用 40 倍物镜计量的有丝分裂数目（在 50 个视野下总面积为 $5mm^2$）。

分期

胃肿瘤的分期原则适用于原发性、孤立的网膜 GIST。肠道肿瘤的分期原则适用于少见部位（如食管、结肠、直肠和肠系膜）的 GIST。

胃 GIST

				有丝分裂率
Ⅰ A 期	T1，T2	N0	M0	低
Ⅰ B 期	T3	N0	M0	低
Ⅱ 期	T1，T2	N0	M0	高
	T4	N0	M0	低
Ⅲ A 期	T3	N0	M0	高
Ⅲ B 期	T4	N0	M0	高
Ⅳ 期	任何 T	N1	M0	任何
	任何 T	任何 N	M1	任何

小肠 GIST

				有丝分裂率
ⅠA 期	T1,T2	N0	M0	低
Ⅱ 期	T3	N0	M0	低
ⅢA 期	T1	N0	M0	高
	T4	N0	M0	低
ⅢB 期	T2,T3,T4	N0	M0	高
Ⅳ 期	任何 T	N1	M0	任何
	任何 T	任何 N	M1	任何

预后因素表

软组织肉瘤和 GIST 预后因素

预后因素	肿瘤相关因素	宿主相关因素	环境相关因素
基本因素	解剖部位 组织学类型 肿瘤大小： 　·一般小于或大于 5cm 　·对于 GIST,最大径 ≤2cm； 　　2cm＜最大径≤5cm；5cm＜ 　　最大径≤10cm；最大径＞ 　　10cm 肿瘤浸润深度 分级（高分化至未分化） M 分期 GIST 的有丝分裂率（＜5/50HPF 　和≥5/50HPF）		
附加因素	GIST 的 c–Kit 突变 c–Kit 或 PDGFRA 基因突变 　位点 尤文肉瘤 EWS–FL11 融合转 　录状态 滑膜肉瘤 SYT–SSX 融合转 　录状态 齿槽横纹肌肉瘤的 FOXO1 迁 　移酶 手术切缘 表现状态（原发对复发）	神经纤维瘤 病（NF1） 放射诱导的 　肉瘤 年龄	外科手 术及 放射 治疗 质量
新的和前 　景因素	TP53 Ki–67 肿瘤组织缺氧		

（梁寒　译）

本书配有读者交流群

微信扫描最后一页二维码，入群获取 TNM 研究资源，与群友分享学习心得和实践经验。

皮肤肿瘤

导言

此分期适用于皮肤癌*〔除外阴部（见209页）、阴茎（见244页）以及肛周（见102页）等皮肤外〕，包括眼睑在内的皮肤恶性黑色素瘤和默克尔细胞癌。

注：* 头颈区域的皮肤癌采用新的分期法。

解剖分区

各部位 ICD - O - 3 解剖学编码如下：

- 唇部皮肤（不包括唇红）(C44.0)；
- 眼睑(C44.1)；
- 外耳(C44.2)；
- 面部其他和未特指部位(C44.3)；
- 头皮和颈部(C44.4)；
- 除肛门边缘和肛周之外的躯干(C44.5)；
- 上肢和肩(C44.6)；
- 下肢和臀(C44.7)；
- 阴囊(C63.2)。

每种类型肿瘤将从以下方面进行分类描述：

- 使用 TNM 分期流程的分期原则；
- 区域淋巴结；
- TNM 临床分期；
- pTNM 病理学分期；
- 分期；
- 预后因素表。

区域淋巴结

区域淋巴结即肿瘤原发部位的常规引流区域内的淋巴结。

单侧肿瘤

- 头颈部：患侧耳前、颌下、颈部、锁骨上淋巴结
- 胸部：患侧腋窝淋巴结
- 上肢：患侧滑车上、腋窝淋巴结
- 腹部、腰部、臀部：患侧腹股沟淋巴结
- 下肢：患侧腘窝、腹股沟淋巴结

上述部位交界区域肿瘤

存在于交界区两侧的淋巴结均被视为区域淋巴结。

以下4cm宽的条带被视为交界区域：

交界双方	沿线
左侧/右侧	中线
头颈部/胸部	锁骨－肩峰－肩胛上边缘线
胸部/上肢	肩－腋下－肩线
胸部/腹部、腰部和臀部	前侧：脐－肋弓中部线
	后侧：胸椎下缘（水平轴中段）
腹部、腰部、臀部/下肢	腹股沟－转子间－臀沟线

上述区域淋巴结以外的任何转移被视为M1。

（张超 译　王国文 校）

皮肤癌

（不包括眼睑、头颈部、肛周、外阴和阴茎）

（ICD – O – 3 C44.5 – 7，C63.2）*

分期原则*

此分期适用于除默克尔细胞癌之外的皮肤癌。需经组织病理学确诊并根据组织学类型进行分类。

以下是TNM分期的评估流程：

T分期　　体格检查

N分期　　体格检查和影像学检查

M分期　　体格检查和影像学检查

注：*AJCC仅包含了头颈部皮肤癌的分类。

区域淋巴结

区域淋巴结即肿瘤原发部位的常规引流区域内的淋巴结。详见第174页。

TNM临床分期

T：原发肿瘤

TX　　原发肿瘤无法评估

T0　　无原发肿瘤证据

Tis　　原位癌

T1　　肿瘤最大径≤2cm

T2　2cm＜肿瘤最大径≤4cm

T3　肿瘤最大径＞4cm，或者存在轻微骨质受累、周围神经侵犯、深部侵犯*

T4a　肿瘤显著侵犯骨皮质或骨髓

T4b　肿瘤侵犯中轴骨，包括椎间孔和（或）经椎孔累及硬膜外间隙

注：*深部侵犯：肿瘤侵犯超过皮下脂肪或深度大于6mm（从毗邻的正常表皮颗粒层到肿瘤基底部）。

T3中的周围神经侵犯：通过临床或者影像学证明有明确的神经受到侵犯，同时没有椎间孔或颅底的侵犯及转移。

对于同步多发的原发肿瘤，以T级别最高的瘤体为准进行分期，并在括号内注明瘤体数目，例如，T2（5）。

N：区域淋巴结

NX　区域淋巴结转移无法确定

N0　无区域淋巴结转移

N1　单个淋巴结转移且最大径≤3cm

N2　患侧单个淋巴结转移，3cm＜最大径≤6cm，或患侧多个淋巴结转移，最大径≤6cm

N3　淋巴结转移，最大径＞6cm

M：远处转移

M0　无远处转移

M1　有远处转移*

注：*对于头颈部之外其他部位的非黑色素瘤，若对侧出现结节，即视为远处转移。

pTNM 病理学分期

pT 和 pN 分期分别与 T 和 N 分期相对应。pM 分期见第 10 页。

pN0　通常来说,用于组织学检查的局部淋巴结清扫术术后标本应至少有 6 个淋巴结,若淋巴结检查为阴性但检查的数目没有达到要求,仍可归类为 pN0 分期。

分期

0 期	Tis	N0	M0
Ⅰ 期	T1	N0	M0
Ⅱ 期	T2	N0	M0
Ⅲ 期	T3	N0	M0
	T1,T2,T3	N1	M0
ⅣA 期	T1,T2,T3	N2,N3	M0
	T4	任何 N	M0
ⅣB 期	任何 T	任何 N	M1

预后因素表

皮肤癌预后因素

预后因素	肿瘤相关因素	宿主相关因素	环境相关因素
基本因素	TNM 分期 组织病理学类型 发病部位 瘤体厚度 预后营养指数（临床）	免疫抑制 疾病复发	手术切缘 既往放疗史
附加因素	肿瘤边界 分化程度 生长速度 淋巴血管间隙侵犯 预后营养指数	遗传因素 Gorlin 综合征 年龄 慢性炎症、瘢痕、烧伤焦痂	吸烟（SCC）
新的和前景因素	前哨淋巴结活检 受干扰的细胞通路		病毒病原学 高强度适形放疗 化学粒子放射治疗 靶向治疗 瘤内治疗

Source：UICC Manual of Clinical Oncology, Ninth Edition. Edited by Brian O'Sullivan, James D. Brierley, Anil K. D'Cruz, Martin F. Fey, Raphael Pollock, Jan B. Vermorken and Shao Hui Huang. Ⓒ 2015 UICC. Published 2015 by John Wiley & Sons, Ltd.

（张超 译 王国文 校）

头颈部皮肤癌

（ICD – O – 3 C44.0 C44.2 – 4）

此分类适用于除眼睑、默克尔细胞癌、恶性黑色素瘤之外的头颈部皮肤恶性肿瘤。需经组织病理学确诊。

以下是 TNM 分期的评估流程：

T 分期　体格检查和影像学检查

N 分期　体格检查和影像学检查

M 分期　体格检查和影像学检查

解剖分区

各部位 ICD – O – 3 解剖学编码如下：

- 唇（不包括唇红皮肤）(C44.0)

- 外耳(C44.2)

- 面部其他和未特指部位(C44.3)

- 头皮和颈部(C44.4)

TNM 临床分期

T:原发肿瘤

TX　原发肿瘤无法评估

T0　无原发肿瘤证据

Tis　原位癌

T1 肿瘤最大径≤2cm

T2 2cm＜肿瘤最大径≤4cm

T3 肿瘤最大径＞4cm,或者存在轻微骨质受累、周围神经侵犯、深部侵犯*

T4a 肿瘤显著侵犯骨皮质或骨髓

T4b 肿瘤侵及颅底或中轴骨,包括椎间孔和(或)经椎孔累及硬膜外间隙

注:*深部侵犯:肿瘤侵犯超过皮下脂肪或深度大于6mm(从毗邻的正常表皮颗粒层到肿瘤基底部)。

T3中的周围神经侵犯:通过临床或者影像学证明有明确的神经受累,但无椎间孔或颅底的侵犯及转移。

N:区域淋巴结

NX 区域淋巴结转移无法确定

N0 无区域淋巴结转移

N1 患侧单个淋巴结转移且最大径≤3cm,没有淋巴结外侵犯

N2 转移描述如下:

N2a 患侧单个淋巴结转移,且3cm＜最大径≤6cm,没有淋巴结外侵犯

N2b 患侧多个淋巴结转移,且每个淋巴结最大径≤6cm,没有淋巴结外侵犯

N2c 双侧或对侧淋巴结转移,且每个淋巴结最大径≤6cm,没有淋巴结外侵犯

N3a 单个淋巴结转移,最大径＞6cm,且没有淋巴结外侵犯

N3b　单个或多个淋巴结转移且有临床淋巴结外侵犯[*]

注：[*] 下述情况被视为临床淋巴结外侵犯：1. 皮肤受累；2. 软组织受累：侵及深部结缔组织甚至肌肉；3. 毗邻结构受累；4. 出现神经受累及的临床症状。

M：远处转移

M0　无远处转移

M1　有远处转移

pTNM 病理学分期

pT 分期与 T 分期相对应，pM 分期见第 10 页。

pN：区域淋巴结

通常来说，用于组织学检查的选择性颈部淋巴结清扫术标本应至少有 10 个淋巴结，用于组织学检查的根治性或改良根治性颈部淋巴结清扫术标本应至少有 15 个淋巴结。

pNX　区域淋巴结转移无法确定

pN0　无区域淋巴结转移

pN1　患侧单个淋巴结转移，且最大径≤3cm，无淋巴结外侵犯

pN2　转移描述如下：

　　pN2a　患侧单个淋巴结转移，且最大径≤3cm 伴有淋巴结外侵犯；或 3cm < 最大径≤6cm 不伴有淋巴结外侵犯

　　pN2b　患侧多个淋巴结转移，且每个淋巴结最大径

≤6cm,无淋巴结外侵犯

pN2c 双侧或对侧淋巴结转移,且每个淋巴结最大
径≤6cm,无淋巴结外侵犯

pN3a 单个淋巴结转移,最大径>6cm,且无淋巴结外侵犯

pN3b 单个淋巴结转移,最大径>3cm,伴有淋巴结外侵
犯;或患侧多个,或对侧、双侧淋巴结转移伴有淋巴
结外侵犯

分期

0 期	Tis	N0	M0
Ⅰ 期	T1	N0	M0
Ⅱ 期	T2	N0	M0
Ⅲ 期	T3	N0	M0
	T1,T2,T3	N1	M0
ⅣA 期	T1,T2,T3	N2,N3	M0
	T4	任何 N	M0
ⅣB 期	任何 T	任何 N	M1

（张超 译 王国文 校）

眼睑皮肤癌

（ICD – O – 3 C44.1）

分期原则

需经组织病理学确诊，并根据组织学类型进行分类，例如：基底细胞癌、鳞状细胞癌、皮脂腺癌。眼睑部的黑色素瘤被归为皮肤肿瘤，详见 187 页。

以下是 TNM 分期的评估流程：

T 分期　体格检查

N 分期　体格检查

M 分期　体格检查和影像学检查

区域淋巴结

区域淋巴结包括耳前淋巴结、颌下淋巴结，及颈前和颈后淋巴结。

TNM 临床分期

T：原发肿瘤

TX　原发肿瘤无法评估

T0　无原发肿瘤证据

Tis　原位癌

T1　肿瘤最大径≤10mm

　　T1a　未侵及睑板或睑缘

　　T1b　侵及睑板或睑缘

　　　　T1c　侵及眼睑全层

T2　10mm＜肿瘤最大径≤20mm

　　　　T2a　未侵及睑板或睑缘

　　　　T2b　侵及睑板或睑缘

　　　　T2c　侵及眼睑全层

T3　肿瘤最大径＞20mm

　　　　T3a　未侵及睑板或睑缘

　　　　T3b　侵及睑板或睑缘

　　　　T3c　侵及眼睑全层

T4　任何侵犯邻近眼部、眼眶、面部结构的眼睑肿瘤

　　　　T4a　侵及眼部或眼眶内结构

　　　　T4b　侵及(或者侵蚀穿透)眼眶骨壁或侵及鼻旁窦、
　　　　　　　泪囊、鼻泪管甚至脑

N:区域淋巴结

NX　区域淋巴结转移无法确定

N0　无区域淋巴结转移

N1　患侧单个区域淋巴结转移,且最大径≤3cm

N2　患侧单个淋巴结转移,且最大径＞3cm,或双侧、对侧
　　　淋巴结转移

M:远处转移

M0　无远处转移

M1　有远处转移

pTNM 病理学分期

pT 和 pN 分期与 T 和 N 分期相对应, pM 分期见第 10 页。

分期

0 期	Tis	N0	M0
Ⅰ A 期	T1	N0	M0
Ⅰ B 期	T2a	N0	M0
Ⅱ A 期	T2b, T2c, T3	N0	M0
Ⅱ B 期	T4	N0	M0
Ⅲ A 期	任何 T	N1	M0
Ⅲ B 期	任何 T	N2	M0
Ⅳ期	任何 T	任何 N	M1

预后因素表

眼睑部位肿瘤的生存预后因素

预后因素	肿瘤相关因素	宿主相关因素	环境相关因素
基本因素	发病部位（若肿瘤累及眼眶或鼻窦则预后较差）	免疫抑制 耳前和（或）颈部淋巴结转移 就诊时存在全身转移	
附加因素	基底细胞癌（BCC）：结节型预后优于硬斑病型 皮脂腺肿瘤预后不如 BCC 或鳞状细胞癌（SCC）		
新的和前景因素	局部治疗的进步使得系统复发率下降		

Source：UICC Manual of Clinical Oncology, Ninth Edition. Edited by Brian O'Sullivan, James D. Brierley, Anil K. D'Cruz, Martin F. Fey, Raphael Pollock, Jan B. Vermorken and Shao Hui Huang. © 2015 UICC. Published 2015 by John Wiley & Sons, Ltd.

（张超 译　王国文 校）

皮肤恶性黑色素瘤

（ICD – O – 3 C44，C51.0，C60.9，C63.2）

分期原则

需经组织病理学确诊。以下是 NM 分期的评估流程：

N 分期　体格检查和影像学检查

M 分期　体格检查和影像学检查

区域淋巴结

区域淋巴结即肿瘤原发部位的常规引流区域内的淋巴结。

TNM 临床分期

T：原发肿瘤

此类肿瘤范围在切除后评估，详见 189 页 pT。

N：区域淋巴结

NX　区域淋巴结转移无法确定

N0　无区域淋巴结转移

N1　单个区域淋巴结转移或淋巴管内转移而无淋巴结转移

　　N1a　仅镜下转移（临床隐匿）

　　N1b　肉眼可见的转移（临床显性）

N1c　存在卫星病灶或者过境转移而无区域淋巴结转移

N2　2～3 个区域淋巴结转移或淋巴管内转移伴淋巴结转移

N2a　仅镜下转移

N2b　肉眼可见的淋巴结转移

N2c　存在卫星病灶或者过境转移且仅存在一个淋巴结转移

N3　4 个或更多淋巴结转移,或出现淋巴结粘连,或存在卫星病灶或者过境转移同时伴有 2 个或更多淋巴结转移

N3a　仅镜下转移

N3b　肉眼可见的淋巴结转移

N3c　存在卫星病灶或者过境转移且存在 2 个或更多淋巴结转移

注:卫星病灶指原发肿瘤灶 2cm 的区域内,肉眼或镜下可见的瘤巢或结节。过境转移指位于原发肿瘤灶 2cm 外但尚未超出区域淋巴结引流范围的皮肤或皮下组织受累。

M:远处转移

M0　无远处转移

M1　有远处转移 *

M1a　皮肤、皮下组织、区域淋巴结外的淋巴结

M1b　肺

M1c　其他非中枢神经系统部位

M1d　中枢神经系统

注:* 关于 M 分期的附注:

(0)乳酸脱氢酶未升高

(1)乳酸脱氢酶升高

故 M1a(1)指转移累及皮肤、皮下组织、区域淋巴结外的淋巴结同时伴有乳酸脱氢酶升高。若没有附注则代表未对乳酸脱氢酶进行记录或记录不明确。

pTNM 病理学分期

pT:原发肿瘤

pTX　原发肿瘤无法评估[*]

pT0　无原发肿瘤证据

pTis　原位黑色素瘤(Clark Ⅰ级)

注:[*]pTX 包括刮片活检和刮除术,不能充分评估原发肿瘤厚度。

pT1　肿瘤厚度≤1mm

　　　pT1a　肿瘤厚度 <0.8mm 且无破溃

　　　pT1b　肿瘤厚度 <0.8mm 且伴破溃,或者 0.8mm≤肿瘤厚度≤1mm,不论是否伴有破溃

pT2　1mm <肿瘤厚度≤2mm

　　　pT2a　肿瘤无破溃

　　　pT2b　肿瘤伴有破溃

pT3　2mm <肿瘤厚度≤4mm

　　　pT3a　肿瘤无破溃

　　　pT3b　肿瘤伴有破溃

pT4　肿瘤厚度 >4mm

　　　pT4a　肿瘤无破溃

pT4b 肿瘤伴有破溃

pN:区域淋巴结

pN 分期与 N 分期相对应。

pN0 通常,用于组织学检查的局部淋巴结清扫术标本应至少有 6 个淋巴结。若淋巴结检查结果为阴性但检查数目不够 6 个,则定义为 pN0。单纯以前哨淋巴结活检为基础、未行后续腋窝淋巴结清扫术的情况下进行的分期记录为前哨淋巴结(sn),例如,(p)N1(sn)。(见导言部分,第 8 页)

pM:远处转移

该分期见第 10 页。

分期

临床分期

0 期	pTis	N0	M0
Ⅰ A 期	pT1a	N0	M0
Ⅰ B 期	pT1b	N0	M0
	pT2a	N0	M0
Ⅱ A 期	pT2b	N0	M0
	pT3a	N0	M0
Ⅱ B 期	pT3b	N0	M0
	pT4a	N0	M0
Ⅱ C 期	pT4b	N0	M0
Ⅲ期	任何 pT	N1,N2,N3	M0
Ⅳ期	任何 pT	任何 N	M1

病理学分期 *

0 期	pTis	N0	M0
Ⅰ 期	pT1	N0	M0
Ⅰ A 期	pT1a	N0	M0
	pT1b	N0	M0
Ⅰ B 期	pT2a	N0	M0
Ⅱ A 期	pT2b	N0	M0
	pT3a	N0	M0
Ⅱ B 期	pT3b	N0	M0
	pT4a	N0	M0
Ⅱ C 期	pT4b	N0	M0
Ⅲ 期	任何 pT	N1,N2,N3	M0
Ⅲ A 期	pT1a,T1b,T2a	N1a,N2a	M0
Ⅲ B 期	pT1a,T1b,T2a	N1b,N1c,N2b	M0
	pT2b–T3a	N1,N2a,N2b	M0
Ⅲ C 期	pT1a,T1b,T2a,T2b,T3a	N2c,N3	M0
	pT3b,T4a	N1,N2,N3	M0
	pT4b	N1,N2	
Ⅲ D 期	pT4b	N3	M0
Ⅳ 期	任何 pT	任何 N	M1

注:若仅有淋巴结阳性而原发灶不明确,则分期如下:

Ⅲ B 期	pT0	N1b,N1c	M0
Ⅲ C 期	pT0	N2b,N2c,N3b,N3c	M0

预后因素表

恶性黑色素瘤相关预后因素

预后因素	肿瘤相关因素	宿主相关因素	环境相关因素
基本因素	肿瘤厚度 有丝分裂比例 是否破溃 转移程度	淋巴细胞浸润 退化	药物,尤其是 免疫抑制剂
附加因素	淋巴血管情况 周围神经情况	原发灶位置 家族史 个人病史,尤 其是免疫 缺陷病史 性别(女性多 发) 年龄(年轻者 多发)	日光照射 晒黑床的使用
新的和前 景因素	分子因素,如: 突变,基因表 达,蛋白质组 学,miRNA	免疫遗传学 患者的其他免 疫反应特征	

Source：UICC Manual of Clinical Oncology, Ninth Edition. Edited by Brian O'Sullivan, James D. Brierley, Anil K. D'Cruz, Martin F. Fey, Raphael Pollock, Jan B. Vermorken and Shao Hui Huang. © 2015 UICC. Published 2015 by John Wiley & Sons, Ltd.

（张超　译　王国文　校）

皮肤默克尔细胞癌

（ICD – O – 3 C44.0 – 9,C63.2）

分期原则

此分期只适用于默克尔细胞癌,需经组织病理学确诊。

以下是 TNM 分期的评估流程:

T 分期　体格检查

N 分期　体格检查和影像学检查

M 分期　体格检查和影像学检查

区域淋巴结

区域淋巴结即肿瘤原发部位的常规引流区域内的淋巴结。

TNM 临床分期

T:原发肿瘤

TX　原发肿瘤无法评估

T0　无原发肿瘤证据

Tis　原位癌

T1　肿瘤最大径≤2cm

T2　2cm<肿瘤最大径≤5cm

T3　肿瘤最大径>5cm

T4　肿瘤侵及真皮深层结构,例如软骨、骨骼肌、筋膜或骨

N:区域淋巴结

NX   区域淋巴结转移无法确定

N0   无区域淋巴结转移

N1   有区域淋巴结转移

N2   有过境转移但无淋巴结转移

N3   有过境转移并伴淋巴结转移

注:过境转移:位于原发灶及区域淋巴结引流范围之间的或者原发灶以远的非原发、不连续的转移行为。

M:远处转移

M0   无远处转移

M1   有远处转移

     M1a   皮肤、皮下组织或区域淋巴结外的转移

     M1b   肺转移

     M1c   其他部位转移

pTNM 病理学分期

pT 相对应于 T 分期,pM 见第 10 页。

pN0   区域淋巴结清扫术标本的组织学检查通常包括至少 6 个淋巴结。如果淋巴结检查为阴性,但是淋巴结检查数目没有达到要求,仍可归类为 pN0 分期。

pNX   区域淋巴结转移无法确定

pN0   无区域淋巴结转移

pN1   有区域淋巴结转移

     pN1a(sn)   前哨淋巴结活检发现显微镜下转移

     pN1a   清扫的淋巴结发现显微镜下转移

pN1b　肉眼可见淋巴结转移(临床显性)

pN2　没有淋巴结转移的过境转移

pN3　伴有淋巴结转移的过境转移

注:过境转移:位于原发灶及区域淋巴结引流范围之间的
　　或原发灶以远的非原发、不连续的转移行为。

分期

临床分期

0 期	Tis	N0	M0
Ⅰ 期	T1	N0	M0
Ⅱ A 期	T2,T3	N0	M0
Ⅱ B 期	T4	N0	M0
Ⅲ 期	任何 T	N1,N2,N3	M0
Ⅳ 期	任何 T	任何 N	M1

病理学分期

0 期	Tis	N0	M0
Ⅰ 期	T1	N0	M0
Ⅱ A 期	T2,T3	N0	M0
Ⅱ B 期	T4	N0	M0
Ⅲ A 期	T0	N1b	M0
	T1,T2,T3,T4	N1a,N1a(sn)	M0
Ⅲ B 期	T1,T2,T3,T4	N1b,N2,N3	M0
Ⅳ 期	任何 T	任何 N	M1

（张超　译　王国文　校）

乳腺癌

（ICD – O – 3 C50）

导言

该部位的肿瘤按照下列标题进行描述：

- 使用 TNM 评估流程的分期原则；如果其他方法可以提高治疗前评估的准确性，也可采用
- 解剖分区；
- 区域淋巴结的定义；
- TNM 临床分期；
- pTNM 病理学分期；
- G 组织病理学分级；
- 分期；
- 预后因素表。

分期原则

此分期仅适用于乳腺癌，包括男性和女性。需经组织病理学确诊。组织来源的解剖部位应被记录下来，但在分期中不加考虑。

在一侧乳房中出现多个同时发生的原发性肿瘤时，具有最高 T 级别的肿瘤被用于分期。

同时双侧乳腺癌应以各自组织学类型区分，单独分期。

以下是 TNM 分期的评估流程：

T 分期　体格检查和影像学检查（例如，乳房 X 线摄影）

N 分期　体格检查和影像学检查

M 分期　体格检查和影像学检查

解剖亚区

1. 乳头（C50.0）

2. 中央部位（C50.1）

3. 内上象限（C50.2）

4. 内下象限（C50.3）

5. 外上象限（C50.4）

6. 外下象限（C50.5）

7. 腋尾部（C50.6）

区域淋巴结

区域淋巴结是指：

1. 腋窝（同侧）：包括胸肌间淋巴结（Rotter 淋巴结）和沿腋静脉及其分支分布的淋巴结，可以分成以下三部分：

   a）Ⅰ组（腋窝下部）：胸小肌外侧缘以外的淋巴结

   b）Ⅱ组（腋窝中部）：胸小肌的内侧缘、外侧缘之间的淋巴结和胸肌间淋巴结（Rotter 淋巴结）

   c）Ⅲ组（腋窝顶部）：顶部的淋巴结和胸小肌内侧缘以内的淋巴结，不包括锁骨下淋巴结

2. 锁骨下(同侧)

3. 内乳(同侧):胸内筋膜中沿胸骨边缘肋间隙的淋巴结

4. 锁骨上(同侧)

注:内乳淋巴结归属于Ⅰ组腋窝淋巴结,任何其他淋巴结转移归属于远处转移(M1),包括颈部或对侧内乳淋巴结。

TNM 临床分期

T:原发肿瘤

TX   原发肿瘤无法评估

T0   无原发肿瘤证据

Tis   原位癌

    Tis(DCIS)   导管原位癌

    Tis(LCIS)   小叶原位癌[a]

    Tis(Paget)   乳头Paget病不伴有其下乳腺实质内浸润性癌和(或)原位癌[导管原位癌和(或)小叶原位癌]。与Paget病相关的乳腺实质内癌应根据实质病变的大小和特征来分期,尽管仍然应该注意Paget病的存在。

T1   肿瘤最大径≤2cm

    T1mi   微浸润,最大径≤0.1cm[b]

    T1a   0.1cm<肿瘤最大径≤0.5cm

    T1b   0.5cm<肿瘤最大径≤1cm

T1c　　1cm＜肿瘤最大径≤2cm

T2　　2cm＜肿瘤最大径≤5cm

T3　　肿瘤最大径＞5cm

T4　　肿瘤直接侵犯胸壁和(或)皮肤(溃疡或皮肤结节),

　　　无论肿瘤的大小[c]

　　T4a　侵犯胸壁(但不包括只侵犯胸肌)

　　T4b　溃疡,同侧皮肤卫星结节,或皮肤水肿(包括橘

　　　　　皮样变)

　　T4c　4a 加 4b

　　T4d　炎性乳腺癌[d]

注:[a]AJCC 分期不包括小叶原位癌。

　　[b]微浸润是指癌细胞突破基底膜进入邻近组织的最大径不超过0.1cm。当发生多灶微浸润时,仅以最大灶的直径作为分期依据(而不是采用所有单个浸润灶的总和)。应该像对待多发浸润性癌一样重视多灶微浸润癌。

　　[c]仅侵犯真皮不能认定是 T4 期。侵犯胸壁包括肋骨、肋间肌、前锯肌,但不包括胸肌。

　　[d]炎性乳腺癌以弥漫的类似丹毒发硬皮肤边缘为特征,通常没有肿块。如果皮肤活检为阴性,没有局部可测量的原发病灶,临床炎性乳腺癌(T4d)的病理 T 分期为 pTX。皮肤凹陷、乳头回缩或除了 T4b 和 T4d 外其他的皮肤改变,可能是 T1、T2 或 T3,而不会影响分期。

N:区域淋巴结

NX   区域淋巴结转移无法确定(如已经切除)

N0   无区域淋巴结转移

N1   同侧Ⅰ组、Ⅱ组腋窝淋巴结转移,可活动

N2   同侧Ⅰ组、Ⅱ组腋窝淋巴结转移,临床固定或融合;或临床发现*的同侧内乳淋巴结转移,但没有腋窝淋巴结转移的临床证据

     N2a   腋窝淋巴结转移,相互固定(融合)或与其他结构固定

     N2b   仅临床发现*的内乳淋巴结转移,但无腋窝淋巴结转移

N3   同侧锁骨下淋巴结转移(腋窝Ⅲ组)伴或不伴Ⅰ、Ⅱ组腋窝淋巴结受累;或临床发现*的同侧内乳淋巴结转移,伴临床明显的Ⅰ组、Ⅱ组腋窝淋巴结转移;或同侧锁骨上淋巴结转移伴或不伴腋窝或内乳淋巴结受累

     N3a   锁骨下淋巴结转移

     N3b   内乳和腋窝淋巴结转移

     N3c   锁骨上淋巴结转移

注:*临床发现的定义为通过临床检查或者影像学检查(除外淋巴显像)发现的并且高度可疑恶性,或基于细针穿刺细胞学检查推断有病理转移。通过针吸活检而不是切除活检确定的转移灶用后缀(f)表示,例如,cN3a(f)。

淋巴结切除活检或前哨淋巴结活检,如果不行pT分

期,则按临床 N 分期,例如 cN1。切除淋巴结活检或前哨淋巴结活检的病理分期(pN)只用在有病理 T 分期时。

M:远处转移

M0　无远处转移

M1　有远处转移

pTNM 病理学分期

pT:原发肿瘤

病理学分期需要对原发癌进行检查,标本切缘没有大体可见的肿瘤。只有显微镜下见到切缘有肿瘤,才可以进行 pT 分期。

pT 分期与 T 分期相对应。

注:当进行 pT 分期的时候,肿瘤的大小为浸润性癌部分的测量结果。如果有很大的原位癌部分(例如 4 cm)和少量的浸润性癌部分(例如 0.5 cm),则分期是 pT1a。

pN:区域淋巴结

病理学分期需要切除和检查至少低腋窝淋巴结(Ⅰ组)(见第 197 页)。这样通常能切除 6 个或 6 个以上淋巴结。如果淋巴结检查为阴性,但检查的淋巴结数量没有达到要求,仍可归为 pN0 分期。

pNX　区域淋巴结转移无法确定(例如:已经切除或切除

后未行病理学检查)

pN0　无区域淋巴结转移*

注:*孤立的肿瘤细胞(ITC)是指单个癌细胞或直径不超过0.2mm的癌细胞团,通常可通过常规的H&E染色或免疫组化检测到。现在又提出一个额外的标准:应该包括在单个组织学横切片中细胞数少于200个。只有ITC的淋巴结在N分期时不算在阳性淋巴结中,但应该包括在总淋巴结数中(见导言第9页)。

pN1　微转移或1~3个同侧腋窝淋巴结转移;和(或)前哨淋巴结活检发现内乳淋巴结转移但没有临床发现*

　　　pN1mi　微转移[直径大于0.2mm和(或)超过200个细胞,但直径没有超过2mm]

　　　pN1a　1~3个腋窝淋巴结转移,至少有1个直径超过2mm

　　　pN1b　无临床发现的内乳淋巴结

　　　pN1c　1~3个腋窝淋巴结转移,无临床发现的内乳淋巴结

pN2　4~9个同侧腋窝淋巴结转移,或临床发现*的同侧内乳淋巴结转移但无腋窝淋巴结转移

　　　pN2a　4~9个同侧腋窝淋巴结转移,至少有1个直径超过2mm

　　　pN2b　临床发现*的同侧内乳淋巴结转移但无腋窝淋巴结转移

pN3

> pN3a　10 个或 10 个以上同侧腋窝淋巴结转移(至少有 1 个直径超过 2mm),或锁骨下淋巴结/Ⅲ组淋巴结转移

> pN3b　临床发现[*]的同侧内乳淋巴结转移伴腋窝淋巴结转移;或 3 个以上腋窝淋巴结转移,同时通过前哨淋巴结活检,有显微镜或肉眼可见的内乳淋巴结转移,但临床检查阴性

> pN3c　同侧锁骨上淋巴结转移

治疗后 ypN:

　　治疗后 ypN 应该根据临床(治疗前)N 分期进行评估(详见 N:区域淋巴结)。只有当前哨淋巴结评估在治疗后进行时采用 sn 修饰。如果没有附上角标,说明腋窝淋巴结评估的依据是腋窝淋巴结清扫。

　　如果没有进行治疗后前哨淋巴结活检或者腋窝淋巴结清扫,则使用 X(pNX)。

　　N 分期与 pN 分期相对应。

注:[*] 临床发现的定义为通过临床检查或者影像学检查(除外淋巴显像)发现的并且高度可疑恶性,或基于细针穿刺细胞学检查推断有病理转移。

　　无临床发现是指影像学检查(除外淋巴显像)或临床检查没有发现。

pM:远处转移

　　pM 见第 10 页。

G 组织病理学分级

关于侵袭性乳腺癌的组织病理学分级,见参考文献[1]。

分期[a]

0 期	Tis	N0	M0
Ⅰ A 期	T1[b]	N0	M0
Ⅰ B 期	T0,T1	N1mi	M0
Ⅱ A 期	T0,T1	N1	M0
	T2	N0	M0
Ⅱ B 期	T2	N1	M0
	T3	N0	M0
Ⅲ A 期	T0,T1,T2	N2	M0
	T3	N1,N2	M0
Ⅲ B 期	T4	N0,N1,N2	M0
Ⅲ C 期	任何 T	N3	M0
Ⅳ期	任何 T	任何 N	M1

注:[a]AJCC 还发表了一个关于乳腺癌的预后分组。

　　[b]T1 包括 T1mi。

预后因素表

乳腺癌相关预后因素

预后因素	肿瘤相关因素	宿主相关因素	环境相关因素
基本因素	ER HER2 受体 组织学分级 阳性淋巴结数量和比例 肿瘤大小 血管或淋巴管浸润 手术切缘情况	年龄 绝经状态	之前接受过胸部或纵隔的放疗（如霍奇金病）
附加因素	孕激素受体 肿瘤组织 UPA 和 PAI－1 的表达	BRCA1 或 BRCA2 突变 肥胖	绝经后激素替代治疗
新的和前景因素	Ki－67	活动或运动水平 单核苷酸多态性（SNP）伴相关药物代谢或活性	

Source：UICC Manual of Clincal Oncology, Ninth Edition. Edited by Brian O'Sullivan, James D. Brierley, Anil K. D'Cruz, Martin F. Fey. Raphael Pollock, Jan B. Vermorken and Shao hui Huang. © 2015 UICC. Published 2015 by John Wiley&Sons, Ltd.

（郝晓甍 周鹏 译 张瑾 校）

参考文献

1 Elston CW, Ellis IO. Pathological prognostic factors in breast cancer. I. The value of histological grade in breast cancer: experience from a large study with long-term follow-up. *Histopathology* 1991; 19: 403–410.

本书配有读者交流群

微信扫描最后一页二维码，入群获取 TNM 研究资源，与群友分享学习心得和实践经验。

妇科肿瘤

导言

包括以下部位：

- 外阴；
- 阴道；
- 宫颈；
- 宫体（内膜、子宫肉瘤）；
- 卵巢、输卵管、原发性腹膜癌；
- 妊娠滋养细胞肿瘤。

根据 TNM 分期体系，宫颈与宫体是首要考虑的部位。最初，宫颈恶性肿瘤的分期是根据国际卫生组织癌症协会放射分会的标准制定的，后来由新成立的 FIGO 在原有基础上做了少量的修改而成。最终，UICC 为了与 FIGO 分期保持一致，将其引入 TNM 体系中。FIGO、UICC 和 AJCC 通力合作，不断修改，在最新一期 FIGO 指南中更新了卵巢与输卵管肿瘤的分期标准[1]。

每个部位的肿瘤都按照以下标题进行描述：

- 使用 TNM 分期流程的分期原则，如果其他的方法可以提高治疗前评估的准确性，也可采用；
- 解剖亚区（如果适用）；
- 区域淋巴结的定义；
- TNM 临床分期；
- pTNM 病理学分期；

- 分期；
- 预后因素表。

组织病理学分级

G 分级的定义适用于所有肿瘤,分为：

GX　组织学分类不明

G1　高分化

G2　中分化

G3　低分化或未分化

（徐常骁 译　吴慧娟 校）

参考文献

1　Prat J, FIGO Committee on Gynecologic Oncology. Staging classification for cancer of the ovary, fallopian tube, and peritoneum. *Int J Gynecol Obstet* 2014; 124: 1−5.

外阴癌

（ICD－O－3 C51）

TNM 分期与 FIGO 分期相对应。

此分期仅适用于外阴原发肿瘤，并需经组织病理学确诊。

外阴癌累及阴道者仍归为外阴癌。

以下为 TNM 分期的评估流程：

T 分期　体格检查、内镜检查、影像学检查

N 分期　体格检查、影像学检查

M 分期　体格检查、影像学检查

FIGO 分期依据手术分期制订［TNM 分期基于临床和（或）病理学分期］

区域淋巴结指腹股沟淋巴结。

T：原发肿瘤

TX　　原发肿瘤无法评估

T0　　无原发肿瘤证据

Tis　　原位癌（浸润前癌），上皮内瘤样病变Ⅲ级（VINⅢ）

T1　肿瘤局限于外阴,或外阴和会阴

　　T1a　肿瘤最大径≤2cm,且间质浸润深度≤1mm[a]

　　T1b　肿瘤最大径>2cm,和(或)间质浸润深度>1mm

T2　任何大小的肿瘤,侵犯下列结构:尿道下1/3、阴道下1/3、肛门

T3[b]　任何大小的肿瘤,侵犯邻近会阴结构:尿道上2/3、阴道上2/3、膀胱黏膜、直肠黏膜,或固定于骨盆壁

注:[a]浸润深度定义为从邻近最表浅上皮乳头的上皮 – 间质交界至肿瘤浸润最深点间的距离。

　　[b]T3 未被 FIGO 使用。

N:区域淋巴结

NX　区域淋巴结转移无法确定

N0　无区域淋巴结转移

N1　具有以下特征的区域淋巴结转移:

　　N1a　1~2 个淋巴结转移,均<5mm

　　N1b　1 个淋巴结转移,≥5mm

N2　具有以下特征的区域淋巴结转移:

　　N2a　3 个或 3 个以上淋巴结转移,均<5mm

　　N2b　2 个或 2 个以上淋巴结转移,≥5mm

　　N2c　有包膜外侵犯的淋巴结转移

N3　固定或有溃疡的淋巴结转移

M:远处转移

M0　无远处转移

M1　有远处转移(包括盆腔淋巴结转移)

pTNM 病理学分期

pT 和 pN 分期与 T 和 N 分期相对应,pM 分期见第10 页。

pN0　腹股沟淋巴结清扫术标本的组织学检查通常应包括 6 个或 6 个以上淋巴结,如果淋巴结检查为阴性,但是淋巴结检查数目没有达到要求,仍可归为 pN0 分期。

分期

0 期	Tis	N0	M0
Ⅰ 期	T1	N0	M0
Ⅰ A 期	T1a	N0	M0
Ⅰ B 期	T1b	N0	M0
Ⅱ 期	T2	N0	M0
Ⅲ A 期	T1,T2	N1a,N1b	M0
Ⅲ B 期	T1,T2	N2a,N2b	M0
Ⅲ C 期	T1,T2	N2c	M0
Ⅳ A 期	T1,T2	N3	M0
	T3	任何 N	M0
Ⅳ B 期	任何 T	任何 N	M1

预后因素表

外阴癌的预后因素

预后因素	肿瘤相关因素	宿主相关因素	环境相关因素
基本因素	淋巴结转移：数量、大小、包膜外肿瘤生长情况		治疗医师的经验、高级转诊医院对外阴癌患者的关注程度
附加因素	FIGO 分期 浸润深度 原发肿瘤直径 病理类型	年龄 吸烟 邻近部位有无皮肤病(LS, VIN) 免疫状况	手术切缘
新的和前景因素	EGFR 情况 p53 过表达 P16INK4a 级别 毛细血管分布	HPV 感染情况 预处理 血红蛋白浓度	

Source：UICC Manual of Clinical Oncology, Ninth Edition. Edited by Brian O'Sullivan, James D. Brierley, Anil K. D'Cruz, Martin F. Fey, Raphael Pollock, Jan B. Vermorken and Shao Hui Huang. © 2015 UICC. Published 2015 by John Wiley & Sons, Ltd.

（徐常骁 译　吴慧娟 校）

阴道癌

（ICO－O－3 C52）

T 和 M 分期与 FIGO 分期相对应,本节包括这两种分期,以便比较。

此分期仅适用于原发性阴道癌。继发于生殖道其他部位或生殖道以外肿瘤的转移性阴道肿瘤不包括在内。病变达阴道穹隆及子宫外口者归类为宫颈癌。宫颈癌治愈(完全缓解)5 年以上发生的阴道癌归类为原发性阴道癌。累及外阴者归类为外阴癌。需经组织病理学确诊。

以下是 TNM 分期的评估流程:

T 分期　体格检查、内镜检查和影像学检查

N 分期　体格检查和影像学检查

M 分期　体格检查和影像学检查

FIGO 分期基于手术分期。[TNM 分期基于临床和(或)病理学分期。]

阴道上 2/3:盆腔淋巴结,包括闭孔、髂内(腹下)、髂外及未特指的盆腔淋巴结。

阴道下 1/3:腹股沟和股淋巴结。

TNM 临床分期

T：原发肿瘤

TX		原发肿瘤无法评估
T0		无原发肿瘤证据
Tis		原位癌（浸润前癌）
T1	（FIGO Ⅰ期）	肿瘤局限于阴道
T2	（FIGO Ⅱ期）	肿瘤累及阴道旁组织
T3	（FIGO Ⅲ期）	肿瘤蔓延到骨盆壁
T4	（FIGO ⅣA期）	肿瘤侵犯膀胱黏膜或直肠黏膜，或超出真骨盆*
M1	（FIGO ⅣB期）	远处转移

注：* 泡状水肿不能作为诊断 T4 的充分证据。

N：区域淋巴结

NX 区域淋巴结转移无法确定

N0 无区域淋巴结转移

N1 有区域淋巴结转移

M：远处转移

M0 无远处转移

M1 有远处转移

pTNM 病理学分期

pT 和 pN 分期与 T 和 N 分期相对应，pM 分期见第 10 页。

pN0 腹股沟淋巴结清扫术标本的组织学检查通常包括 6

个或 6 个以上淋巴结,盆腔淋巴结清扫术标本的组织学检查通常包括 10 个或 10 个以上淋巴结,若淋巴结检查为阴性,但淋巴结检查数量未达到要求,仍可归为 pN0 分期。

分期

0 期	Tis	N0	M0
I 期	T1	N0	M0
II 期	T2	N0	M0
III 期	T3	N0	M0
	T1,T2,T3	N1	M0
IVA 期	T4	任何 N	M0
IVB 期	任何 T	任何 N	M1

（徐常骁 译　吴慧娟 校）

子宫颈癌

（ICD－O－3 C53）

T 和 M 分期与 FIGO 分期相对应,本节包括这两种分期,以便比较。

分期原则

此分期仅适用于子宫颈癌,需经组织病理学确诊。

以下是 TNM 分期的评估流程:

T 分期　临床检查和影像学检查*

N 分期　临床检查和影像学检查

M 分期　临床检查和影像学检查

注:* 鼓励使用影像学诊断技术评估原发肿瘤的大小,但并非强制性要求,其他检查方法,如麻醉下盆腔检查、膀胱镜检查、乙状结肠镜及静脉肾盂造影为选择性,不再是强制性要求。

FIGO 分期基于临床分期,Ⅰ 期的部分亚分期需宫颈组织学检查。[TNM 分期基于临床和(或)病理学分期]

解剖亚区

宫颈管(C53.0)

宫颈外口(C53.1)

区域淋巴结

　　区域淋巴结包括宫颈旁、宫旁、下腹（髂内、闭孔）、髂总和髂外、骶前、骶旁淋巴结，以及腹主动脉旁淋巴结[*]。

注：[*]在第 7 版中，腹主动脉旁淋巴结被认为是远处转移，但为了与 HIGO 建议一致，现将其归为区域淋巴结。

TNM 临床分期

T：原发肿瘤

TX		原发肿瘤无法评估
T0		无原发肿瘤证据
Tis		原位癌（浸润前癌）
T1	（FIGO Ⅰ 期）	肿瘤局限于宫颈[a]
T1a[b,c]	（FIGO ⅠA 期）	仅在显微镜下可见的浸润癌，从上皮基底部向下测量，间质浸润深度不超过 5mm，宽度不超过 7mm[d]
T1a1	（FIGO ⅠA1 期）	间质浸润深度不超过 3mm，宽度不超过 7mm
T1a2	（FIGO ⅠA2 期）	间质浸润深度大于 3mm，但不超过 5mm，宽度不超过 7mm
T1b	（FIGO ⅠB 期）	局限于宫颈的临床可见病灶，或镜下病变范围大于 T1a/ⅠA2期
T1b1	（FIGO ⅠB1 期）	临床可见病灶，最大径 ≤4cm
T1b2	（FIGO ⅠB2 期）	临床可见病灶，最大径 >4cm

T2	（FIGO II 期）	肿瘤侵及宫旁组织,但未达盆壁,或未达阴道下 1/3
T2a	（FIGO II A 期）	无宫旁组织浸润
T2a1	（FIGO II A1 期）	临床可见病灶,最大径 ≤4cm
T2a2	（FIGO II A2 期）	临床可见病灶,最大径 >4cm
T2b	（FIGO II B 期）	有宫旁组织浸润
T3	（FIGO III 期）	肿瘤累及阴道下 1/3,或侵及盆壁,或导致肾盂积水或无功能肾
T3a	（FIGO III A 期）	肿瘤累及阴道下 1/3
T3b	（FIGO III B 期）	肿瘤侵及盆壁,或导致肾盂积水或无功能肾
T4	（FIGO IV A 期）	肿瘤侵犯膀胱或直肠黏膜,或超出真骨盆[e]

注:[a] 侵及宫体予以忽略。

　　[b] 浸润深度应从浸润起始部位的表皮或腺体基底膜开始测量,浸润深度定义为从邻近最表浅上皮乳头的上皮 – 间质交界至肿瘤浸润最深点间的距离。

　　[c] 所有肉眼可见的病灶,即使表浅浸润为 T1b/ I B 期。

　　[d] 脉管间隙受侵(静脉或淋巴管)不影响分期。

　　[e] 有泡状水肿不足以诊断为 T4。

N:区域淋巴结[*]

NX　区域淋巴结转移无法确定

N0　无区域淋巴结转移

N1　有区域淋巴结转移

注:[*] FIGO 无对应 N 分期。

M:远处转移

M0　无远处转移

M1　有远处转移(包括腹股沟淋巴结、腹膜内病变)。除
　　　外阴道、盆腔浆膜和附件转移。

pTNM 病理学分期

　　pT 和 pN 分期与 T 和 N 分期相对应,pM 分期见第
10 页。

pN0　盆腔淋巴结清扫术标本的组织学检查通常包括至少
　　　10 个淋巴结,如淋巴结检查为阴性,但检查的淋巴
　　　结数量未达到要求,仍可归类为 pN0。

分期

0 期	Tis	N0	M0
Ⅰ 期	T1	N0	M0
Ⅰ A 期	T1a	N0	M0
Ⅰ A1 期	T1a1	N0	M0
Ⅰ A2 期	T1a2	N0	M0
Ⅰ B 期	T1b	N0	M0
Ⅰ B1 期	T1b1	N0	M0
Ⅰ B2 期	T1b2	N0	M0
Ⅱ 期	T2	N0	M0
Ⅱ A 期	T2a	N0	M0
Ⅱ A1 期	T2a1	N0	M0
Ⅱ A2 期	T2a2	N0	M0
Ⅱ B 期	T2b	N0	M0
Ⅲ期	T3	N0	M0
Ⅲ A 期	T3a	N0	M0
Ⅲ B 期	T3b	任何 N	M0
	T1,T2,3	N1	M0
Ⅳ A 期	T4	任何 N	M0
Ⅳ B 期	任何 T	任何 N	M1

预后因素表

影响宫颈癌预后的危险因素

预后因素	肿瘤相关因素	宿主相关因素	环境相关因素
基本因素	单侧或双侧患病 宫旁侵犯情况 侧壁侵犯情况 肿瘤直径 淋巴结侵袭情况 手术切缘阳性	免疫抑制（如HIV 感染） 身体状态 肥胖症	抗癌治疗的质量和效果 医疗中心的专业性 多学科参与的个体化治疗
附加因素	淋巴结脉管间隙浸润 病理类型	治疗期间的贫血	调控共病状态的能力
新的和前景因素	肿瘤缺氧 VEGF，mEGFR，HIF－1α，COX－2 PAI－1 表达 可早期检测提示复发的 SCC－Ag 和 hsCRP 水平	血浆 MyoDI 水平 超甲基化 治疗后 HPV 持续感染状态	检测肿瘤标志物的实验室设施充足

Source：UICC Manual of Clinical Oncology，Ninth Edition. Edited by Brian O'Sullivan，James D. Brierley，Anil K. D'Cruz，Martin F. Fey，Raphael Pollock，Jan B. Vermorken and Shao Hui Huang. © 2015 UICC. Published 2015 by John Wiley & Sons，Ltd.

（徐常骁 译　吴慧娟 校）

子宫内膜癌

(ICD – O – 3 C54.0,1,3,8,9,C55)

TNM 分期与 FIGO 分期相对应,本节包括两种分期系统,以便比较。

分期原则

此分期适用于子宫内膜癌和肉瘤(恶性中胚叶混合瘤),应进行组织病理学确诊并根据组织学分型和分级进行分类。诊断应基于对子宫内膜活检标本的病理学检查。

以下是 TNM 分期的评估流程:

T 分期 体格检查和影像学检查(包括尿路造影和膀胱镜检查)

N 分期 体格检查和影像学检查(包括尿路造影)

M 分期 体格检查和影像学检查

FIGO 分期基于手术分期。[TNM 分期基于临床和(或)病理学分期。]

解剖亚区

1. 子宫峡部(C54.0)

2. 子宫底(C54.3)

3. 子宫内膜(C54.1)

区域淋巴结

区域淋巴结指盆腔［下腹（闭孔、髂内）、髂总和髂外、宫旁和骶前淋巴结］和腹主动脉旁淋巴结。

TNM 临床分期

T：原发肿瘤

TX		原发肿瘤无法评估
T0		无原发肿瘤证据
T1	（FIGO Ⅰ[a] 期）	肿瘤局限于宫体[a]
T1a	（FIGO Ⅰ A[a] 期）	肿瘤局限于内膜，或浸润肌层 < 1/2
T1b	（FIGO Ⅰ B 期）	肿瘤浸润肌层≥1/2
T2	（FIGO Ⅱ 期）	肿瘤侵犯宫颈间质，但未侵及子宫之外
T3	（FIGO Ⅲ 期）	局部和（或）区域扩散
T3a	（FIGO Ⅲ A 期）	肿瘤侵及子宫浆膜层，或附件（直接蔓延或转移）
T3b	（FIGO Ⅲ B 期）	阴道或宫旁受累（直接蔓延或转移）
N1，N2	（FIGO Ⅲ C 期）	转移到盆腔淋巴结或腹主动脉旁淋巴结[b]
N1	（FIGO Ⅲ C1 期）	转移到盆腔淋巴结
N2	（FIGO Ⅲ C2 期）	转移到腹主动脉旁淋巴结，伴或不伴盆腔淋巴结转移
T4[c]	（FIGO Ⅳ 期）	肿瘤侵犯膀胱/肠道黏膜

■ 注：[a]仅有子宫颈腺体受侵，目前应考虑为 Ⅰ 期。

■ ᵇ细胞学阳性需单独报告,但不改变分期。

ᶜ有泡状水肿不足以诊断为 T4。

N:区域淋巴结

NX 区域淋巴结转移无法确定

N0 无区域淋巴结转移

N1 区域淋巴结向盆腔淋巴结转移

N2 区域淋巴结向腹主动脉旁淋巴结转移,伴或不伴向盆腔淋巴结转移

M:远处转移

M0 无远处转移

M1 有远处转移(不包括阴道、盆腔浆膜或附件转移,包括腹股沟淋巴结转移以及除腹主动脉旁淋巴结或盆腔淋巴结之外的其他腹腔淋巴结转移)

pTNM 病理学分期

pT 和 pN 分期与 T 和 N 分期相对应,pM 分期见第 10 页。

pN0 盆腔淋巴结清扫术标本的组织学检查通常包括 10 个或 10 个以上的淋巴结。若淋巴结检查为阴性,但检查的淋巴结数量未达到要求,仍可归类为 pN0。

G 组织病理学分级

组织学分级采用 G1、G2、G3。详见 Creasman 等 2006 年的文献[1]。

分期

0 期	Tis	N0	M0
ⅠA 期	T1a	N0	M0
ⅠB 期	T1b	N0	M0
Ⅱ 期	T2	N0	M0
ⅢA 期	T3a	N0	M0
ⅢB 期	T3b	N0	M0
ⅢC 期	T1 , T2 , T3	N1 , N2	M0
ⅢC1 期	T1 , T2 , T3	N1	M0
ⅢC2 期	T1 , T2 , T3	N2	M0
ⅣA 期	T4	任何 N	M0
ⅣB 期	任何 T	任何 N	M1

预后因素表

子宫内膜癌的预后因素

预后因素	肿瘤相关因素	宿主相关因素	环境相关因素
基本因素	肌层浸润深度 分化程度 肿瘤细胞类型 淋巴脉管间隙浸润		术后治疗情况
附加因素	淋巴结转移情况 远处转移部位	年龄 身体状态 种族 其他疾病情况	切缘范围 术后治疗情况
新的和前景因素	分子检测技术		

Source：UICC Manual of Clinical Oncology, Ninth Edition. Edited by Brian O'Sullivan, James D. Brierley, Anil K. D'Cruz, Martin F. Fey, Raphael Pollock, Jan B. Vermorken and Shao Hui Huang. © 2015 UICC. Published 2015 by John Wiley & Sons, Ltd.

（徐常骁 译　吴慧娟 校）

参考文献

1 Creasman WT, Odicino F, Maisoneuve P, Quinn MA, Beller U, Benedet JL, Heintz APM, Ngan HYS, Pecorelli S. FIGO Annual Report on the results of treatment in gynaecological cancer. Vol. 26. Carcinoma of the corpus uteri. *Int J Gynecol Obstet* 2006; 95 (Suppl. 1): 105–143.

子宫肉瘤

（平滑肌肉瘤、子宫内膜间质肉瘤、腺肉瘤）

（ICD – O – 3 C53,54,55）

TNM 分期与 FIGO 分期相对应,本节包括这两种分期系统,以便比较[1,2]。

分期原则

此分期适用于子宫肉瘤,但不包括癌肉瘤,后者的分期依照子宫内膜癌。需经组织病理学确诊,并根据组织学类型进行分类。

T 分期　体格检查和影像学检查

N 分期　体格检查和影像学检查

M 分期　体格检查和影像学检查

FIGO 分期基于手术分期。[TNM 分期基于临床和（或）病理学分期。]

解剖亚区

1. 宫颈（C53）

2. 子宫峡部（C54.0）

3. 子宫底（C54.3）

肿瘤的组织学类型

平滑肌肉瘤	8890/3
子宫内膜间质肉瘤	8930/3
腺肉瘤	8933/3

区域淋巴结

区域淋巴结是指盆腔[下腹(闭孔、髂内)、髂总和髂外、宫旁以及骶前淋巴结]和腹主动脉旁淋巴结。

TNM 临床分期

平滑肌肉瘤、子宫内膜间质肉瘤

T:原发肿瘤

TNM 分期	FIGO 分期	定义
T1	Ⅰ期	肿瘤局限于子宫
T1a	ⅠA期	肿瘤最大径≤5cm
T1b	ⅠB期	肿瘤最大径>5cm
T2	Ⅱ期	肿瘤浸润超出子宫外,但在盆腔之内
T2a	ⅡA期	肿瘤累及附件
T2b	ⅡB期	肿瘤累及其他盆腔组织
T3	Ⅲ期	肿瘤累及腹腔组织
T3a	ⅢA期	一个部位
T3b	ⅢB期	一个以上部位
N1	ⅢC期	转移至区域淋巴结
T4	ⅣA期	肿瘤侵犯膀胱或直肠黏膜

| M1 | ⅣB 期 | 远处转移 |

注:当子宫体肿瘤与卵巢/盆腔子宫内膜异位症相关的卵巢/盆腔肿瘤同时并存时,两者应视为各自独立的原发肿瘤。

腺肉瘤

T:原发肿瘤

TNM 分期	FIGO 分期	定义
T1	Ⅰ 期	肿瘤局限于子宫
T1a	Ⅰ A 期	肿瘤局限于子宫内膜/宫颈管内膜
T1b	Ⅰ B 期	肿瘤侵犯肌层 <1/2
T1c	Ⅰ C 期	肿瘤侵犯肌层 ≥1/2
T2	Ⅱ 期	肿瘤浸润超出子宫外,但在盆腔之内
T2a	Ⅱ A 期	肿瘤累及附件
T2b	Ⅱ B 期	肿瘤累及其他盆腔组织
T3	Ⅲ 期	肿瘤累及腹腔组织
T3a	Ⅲ A 期	一个部位
T3b	Ⅲ B 期	一个以上部位
N1	Ⅲ C 期	转移到区域淋巴结
T4	Ⅳ A 期	肿瘤侵犯膀胱或直肠黏膜
M1	Ⅳ B 期	远处转移

注:当子宫体肿瘤与卵巢/盆腔子宫内膜异位症相关的卵巢/盆腔肿瘤同时并存时,两者应视为各自独立的原发肿瘤。

N:区域淋巴结

NX   区域淋巴结转移无法确定

N0   无区域淋巴结转移

N1   有区域淋巴结转移

M:远处转移

M0   无远处转移

M1   有远处转移(除外附件、盆腔和腹腔转移)

pTNM 病理学分期

pT 和 pN 分期与 T 和 N 分期相对应,pM 分期见第 10 页。

分期(子宫肉瘤)

Ⅰ 期	T1	N0	M0
Ⅰ A 期	T1a	N0	M0
Ⅰ B 期	T1b	N0	M0
Ⅰ C* 期	T1c	N0	M0
Ⅱ 期	T2	N0	M0
Ⅱ A 期	T2a	N0	M0
Ⅱ B 期	T2b	N0	M0
Ⅲ A 期	T3a	N0	M0
Ⅲ B 期	T3b	N0	M0
Ⅲ C 期	T1,T2,T3	N1	M0
Ⅳ A 期	T4	任何 N	M0
Ⅳ B 期	任何 T	任何 N	M1

注：* I C 期不适用于平滑肌肉瘤和子宫内膜间质肉瘤。

（徐常骁 译　吴慧娟 校）

参考文献

1 Prat J. FIGO staging for uterine sarcomas. *Int J Gynaecol Obstet* 2009; 104: 177–178.
2 FIGO Committee on Gynecologic Oncology Report. FIGO staging for uterine sarcomas. *Int J Gynaecol Obstet* 2009; 104: 179.

卵巢癌、输卵管癌和原发性腹膜癌

(ICD-O-3 C56; ICD-O-3 C57)

TNM 分期与 FIGO 分期相对应,本节包括这两种分期系统,以便比较。

分期原则

此分期适用于上皮和间质来源的卵巢恶性肿瘤,包括交界性或低度恶性潜能的卵巢肿瘤[1],与以前的术语"常见上皮肿瘤"相对应。

此分期同样适用于输卵管癌和腹膜癌(苗勒管来源)。

应进行组织病理学确诊并根据组织学类型进行分类。

以下是 TNM 分期的评估流程:

T 分期　临床检查、影像学检查和手术探查(腹腔镜/剖腹探查)

N 分期　临床检查、影像学检查和手术探查(腹腔镜/剖腹探查)

M 分期　临床检查、影像学检查和手术探查(腹腔镜/剖腹探查)

FIGO 分期基于手术分期。[TNM 分期基于临床和(或)病理学分期。]

区域淋巴结

区域淋巴结是下腹(包括闭孔)、髂总、髂外、骶旁、腹主动脉旁和腹膜后淋巴结。

TNM 临床分期

T:原发肿瘤

TNM 分期	FIGO 分期	定义
TX		原发肿瘤无法评估
T0		无原发肿瘤证据
T1	Ⅰ期	肿瘤局限于卵巢(单侧或双侧)或输卵管(单侧或双侧)
T1a	Ⅰ A 期	肿瘤局限于单侧卵巢(包膜完整)或输卵管;包膜完整,卵巢或输卵管表面无肿瘤;腹水或腹腔冲洗液中无肿瘤细胞
T1b	Ⅰ B 期	肿瘤局限于双侧卵巢或输卵管;包膜完整,卵巢或输卵管表面无肿瘤;腹水或腹腔冲洗液中无肿瘤细胞
T1c	Ⅰ C 期	肿瘤局限于单侧或双侧卵巢/输卵管,伴有以下情况之一:
T1c1		术中肿瘤破裂
T1c2		术前包膜破裂,或卵巢/输卵管表面有肿瘤
T1c3		腹水或腹腔冲洗液中有肿瘤细胞

T2	Ⅱ期	肿瘤累及单侧或双侧卵巢/输卵管,伴盆腔播散(低于盆腔边缘)或原发性腹膜癌
T2a	ⅡA期	扩散和(或)种植到子宫和(或)输卵管和(或)卵巢
T2b	ⅡB期	扩散到其他盆腔组织,包括盆腔内肠道
T3 和(或)N1	Ⅲ期[a]	肿瘤累及单侧或双侧卵巢或输卵管,或经细胞学或组织学确认的原发腹膜癌转移至盆腔外腹膜组织和(或)腹膜后淋巴结转移
N1		仅腹膜后淋巴结转移
N1a	ⅢA1i期	发生转移的淋巴结最大径 ≤ 10mm
N1b	ⅢA1ii期	发生转移的淋巴结最大径 > 10mm
T3a 任何N	ⅢA2期	镜下可见的盆腔外腹膜(超过盆腔)受累,伴或不伴腹膜后淋巴结转移,包括肠道转移
T3b 任何N	ⅢB期	肉眼可见的腹膜转移超出盆腔,或转移病灶最大径 ≤2cm,包括盆腔外肠道转移,伴或不伴腹膜后淋巴结转移
T3c 任何N	ⅢC期	腹膜转移超出盆腔,病灶最大径 >2cm,和(或)腹膜后淋巴结转移(包括肿瘤转移至肝被膜和

		脾,但无肝脾实质部位转移)
M1	Ⅳ期	远处转移(腹膜外转移除外)
M1a	ⅣA期	胸腔积液细胞学阳性
M1b[b]	ⅣB期	腹腔内脏器实质内转移,腹膜外器官转移(包括腹股沟淋巴结和腹腔外淋巴结转移)

注:[a]肝脏被膜转移属 T3/Ⅲ期。

　　[b]肝脏实质转移属 M1/Ⅳ期。

N:区域淋巴结

NX		区域淋巴结转移无法确定
N0		无区域淋巴结转移
N1		有区域淋巴结转移
N1	ⅢA1	仅腹膜后淋巴结转移
N1a	ⅢA1i	转移淋巴结最大径≤10mm
N1b	ⅢA1ii	转移淋巴结最大径 >10mm

M:远处转移

M0　无远处转移

M1　有远处转移

　　M1a　胸腔积液细胞学阳性

　　M1b　腹腔内脏器实质内转移,腹膜外器官转移(包括腹股沟淋巴结和腹腔外淋巴结转移)

pTNM 病理学分期

pT 和 pN 分期与 T 和 N 分期相对应,pM 分期见第

10 页。

pN0 盆腔淋巴结清扫术标本的组织学检查通常包括 10 个或 10 个以上淋巴结,若淋巴结检查为阴性,但检查的淋巴结数量未达到要求,仍归类为 pN0。

分期

Ⅰ 期	T1	N0	M0
Ⅰ A 期	T1a	N0	M0
Ⅰ B 期	T1b	N0	M0
Ⅰ C 期	T1c	N0	M0
Ⅱ 期	T2	N0	M0
Ⅱ A 期	T2a	N0	M0
Ⅱ B 期	T2b	N0	M0
Ⅲ A1 期	T1/2	N1	M0
Ⅲ A2 期	T3a	N0,N1	M0
Ⅲ B 期	T3b	N0,N1	M0
Ⅲ C 期	T3c	N0,N1	M0
Ⅳ期	任何 T	任何 N	M1
Ⅳ A 期	任何 T	任何 N	M1a
Ⅳ B 期	任何 T	任何 N	M1b

预后因素表

卵巢癌、输卵管癌和腹膜癌的预后危险因素

预后因素	肿瘤相关因素	宿主相关因素	环境相关因素
基本因素	病理类型 分级 疾病分期 残余病灶	年龄 其他疾病情况 身体状态	经最佳减瘤治疗后残存病灶的最大直径
附加因素	淋巴结受累 远处转移部位 单倍体 DNA CA125	BRCA1 遗传易感性	化疗方案 CA125 减低 超广泛手术
新的和前景因素	分子检测技术 细胞增殖活性 肿瘤再生 肿瘤标志物 p53 表达 人 hK 基因，特别是 hKs 6 – 10 – 11 的表达情况		间断减瘤手术 新辅助化疗

Source：UICC Manual of Clinical Oncology, Ninth Edition. Edited by Brian O'Sullivan, James D. Brierley, Anil K. D'Cruz, Martin F. Fey, Raphael Pollock, Jan B. Vermorken and Shao Hui Huang. Ⓒ 2015 UICC. Published 2015 by John Wiley & Sons, Ltd.

（徐常骁 译　吴慧娟 校）

参考文献

1 Tavassoli FA, Devilee P (eds). WHO Classification of Tumours. Pathology and Genetics. Tumours of the Breast and Female Genital Organs. Lyon, France: IACR Press, 2003.

妊娠滋养细胞肿瘤

（ICD - O - 3 C58）

以下妊娠滋养细胞肿瘤的分期基于 FIGO 1992 年采用并于 2002 年更新的分期[1]。T 和 M 分期与 FIGO 分期相对应。本节包括这两种分期系统，以便比较。与其他部位的肿瘤不同，N 分期对这些肿瘤不适用。预后评分指数根据除病变解剖范围以外的其他因素将患者分为高危组和低危组，该预后评分指数也被应用于分期中。

分期原则

此分期适用于绒毛膜癌（9100/3）、侵袭性葡萄胎（9100/1）和胎盘部位滋养细胞肿瘤（9104/1）。胎盘部位的肿瘤应单独报告。人绒毛膜促性腺激素（βhCG）水平异常升高者可不经组织病理学确诊，应记录该疾病的既往化疗史。

以下是 TM 分期的评估流程：

T 分期　临床检查、影像学检查、内镜检查和血清/尿 βhCG 水平测定

M 分期　临床检查、影像学检查和血清/尿 βhCG 水平测定

风险分期：综合相关因素所得预后评分可以将患者分为低危组和高危组，这些因素包括：年龄、既往妊娠的类型、妊娠终止至开始化疗的间隔、治疗前血清/尿 βhCG 水平、肿瘤的最大径、转移部位、转移数目和化疗失败史

TM 临床分期

T:原发肿瘤

TM 分期	FIGO 分期[a]	定义
TX		原发肿瘤无法评估
T0		无原发肿瘤证据
T1	Ⅰ 期	肿瘤局限于子宫
T2[b]	Ⅱ 期	肿瘤转移或直接扩散至其他生殖结构:阴道、卵巢、阔韧带、输卵管
M1a	Ⅲ 期	转移至肺
M1b[c]	Ⅳ 期	其他远处转移

注:[a]根据预后评分又将 Ⅰ-Ⅳ 期各期分为 A 和 B。

　[b]生殖系转移(包括阴道、卵巢、阔韧带、输卵管)被划分为 T2 期。

　[c]非生殖结构的任何受累,无论是直接侵犯或转移,均以 M 分类描述。

pTM 病理学分期

pT 分期与 T 分期相对应,pM 分期见第 10 页。

分期

Ⅰ 期	T1	M0
Ⅱ 期	T2	M0
Ⅲ 期	任何 T	M1a
Ⅳ 期	任何 T	M1b

预后评分

预后因素	0	1	2	4
年龄	<40	≥40		
既往妊娠	葡萄胎	流产	足月妊娠	
妊娠终止至化疗开始间隔的月数	<4	4~6	7~12	>12
治疗前血清hCG（IU/mL）	<10^3	10^3~<10^4	10^4~<10^5	≥10^5
肿瘤的最大径，包括子宫	<3cm	3~5cm	>5cm	
转移部位	肺	脾、肾	胃肠道	肝、脑
转移数目		1~4	5~8	>8
化疗失败史			单药化疗	两种或多种药物化疗

风险分类

总分≤6为低危，≥7为高危。

预后分组

针对结肠分别记录分期和预后得分，例如Ⅱ：4或Ⅳ：9。

（徐常骁　译　吴慧娟　校）

参考文献

1 Ngan HYS, Bender H, Benedet JL, Jones H, Montrucolli GC, Pecorelli S; FIGO Committee on Gynecologic Oncology. Gestational trophoblastic neoplasia. *Int J Gynecol Obstet* 2002; 77: 285–287.

泌尿系肿瘤

包括以下部位的肿瘤：

- 阴茎；

- 前列腺；

- 睾丸；

- 肾；

- 肾盂和输尿管；

- 膀胱；

- 尿道。

每个部位的肿瘤都按照以下标题进行描述：

- 使用 TNM 分期流程的分期原则，如果其他的方法可以提高治疗前评估的准确性，也可采用；

- 解剖分区及亚区（如果适用）；

- 区域淋巴结的定义；

- 远处转移；

- TNM 临床分期；

- pTNM 病理学分期；

- G 组织病理学分级（如果适用）；

- 分期；

- 预后因素表。

（王坤 译 姚欣 校）

阴茎癌

(ICD - O - 3 C60)

分期原则

此分期只适用于阴茎癌,需经组织病理学确诊。

以下是 TNM 分期的评估流程:

T 分期　体格检查和内镜检查

N 分期　体格检查和影像学检查

M 分期　体格检查和影像学检查

解剖亚区

1. 包皮(C60.0)

2. 龟头(C60.1)

3. 阴茎体(C60.2)

区域淋巴结

区域淋巴结包括腹股沟浅表、腹股沟深部及盆腔淋巴结。

TNM 临床分期

T:原发肿瘤

TX　原发肿瘤无法评估

T0　无原发肿瘤证据

Tis　原位癌(阴茎上皮内瘤变 – PeIN)

Ta　非浸润性局限性鳞状细胞癌[a]

T1　肿瘤侵及皮下结缔组织[b]

　　T1a　肿瘤侵及皮下结缔组织,但无淋巴管侵犯或神经周边侵犯,且为高分化肿瘤

　　T1b　肿瘤侵及皮下结缔组织伴淋巴管侵犯或神经周围侵犯,且为低分化或未分化肿瘤

T2　肿瘤侵及尿道海绵体伴或不伴尿道受侵

T3　肿瘤侵及阴茎海绵体伴或不伴尿道受侵

T4　肿瘤侵及邻近其他结构

注:[a]包括疣状癌。

　　[b]龟头:肿瘤侵及黏膜固有层。

　　包皮:肿瘤侵及真皮层、固有层或肉膜。

　　阴茎体:不论肿瘤位置如何,肿瘤侵及真皮层与阴茎体之间的结缔组织。

N:区域淋巴结

NX　区域淋巴结转移无法确定

N0　无可触及或可见的增大的腹股沟淋巴结

N1　可触及活动的单侧腹股沟淋巴结

N2　可触及活动的多个或双侧腹股沟淋巴结

N3　腹股沟淋巴结固定或单侧或双侧盆腔淋巴结肿大

M:远处转移

M0　无远处转移

M1　有远处转移

pTNM 病理学分期

pT 分期与 T 分期相对应,pT 分期以活检或术后病理为基础。pM 分期见第 10 页。

pNX　区域淋巴结转移无法确定

pN0　无区域淋巴结转移

pN1　1 个或 2 个腹股沟淋巴结转移

pN2　2 个以上单侧淋巴结或双侧淋巴结转移

pN3　盆腔淋巴结转移,单侧或双侧或转移的区域淋巴结结外浸润

分期

0 期	Tis	N0	M0
	Ta	N0	M0
I 期	T1a	N0	M0
IIA 期	T1b,T2	N0	M0
IIB 期	T3	N0	M0
IIIA 期	T1,T2,T3	N1	M0
IIIB 期	T1,T2,T3	N2	M0
IV期	T4	任何 N	M0
	任何 T	N3	M0
	任何 T	任何 N	M1

预后因素表

鳞状细胞癌预后相关因素

预后因素	肿瘤相关因素	宿主相关因素	环境相关因素
基本因素	肿瘤分化 淋巴血管间隙受侵 全层受侵	生殖器尖锐湿疣病史 苔藓样硬化 光化学治疗	不讲卫生
附加因素	HPV/p16(其存在与较好预后相关)	吸烟 HIV/免疫抑制	
新的和前景因素	p53(可预测淋巴结转移) EGFR		

Source: UICC Manual of Clinical Oncology, Ninth Edition. Edited by Brian O'Sullivan, James D. Brierley, Anil K. D'Cruz, Martin F. Fey, Raphael Pollock, Jan B. Vermorken and Shao Hui Huang. © 2015 UICC. Published 2015 by John Wiley & Sons, Ltd.

（王坤 译　姚欣 校）

前列腺癌

（ICD – O – 3 C61.9）

分期原则

此分期仅适用于前列腺癌。前列腺移行细胞癌为尿道肿瘤（见272页），需经组织病理学确诊。

以下是 TNM 分期的评估流程：

T 分期　体格检查、影像学检查、内镜检查、活检和生化学检测

N 分期　体格检查和影像学检查

M 分期　体格检查、影像学检查、骨骼检查、生化学检测

区域淋巴结

区域淋巴结是指盆腔淋巴结，特别是髂总动脉分叉处以下的盆腔淋巴结。单侧或双侧不影响 N 分期。

TNM 临床分期

T：原发肿瘤

TX　原发肿瘤无法评估

T0　无原发肿瘤证据

T1　临床前列腺隐匿性肿瘤

　　T1a　前列腺隐匿癌，在≤5%的切除组织中通过组织

病理学发现

T1b 前列腺隐匿癌,在 >5% 的切除组织中通过组织病理学发现

T1c 肿瘤经穿刺活检证实[如由于前列腺特异性抗原(PSA)升高]

T2 肿瘤局限于前列腺

T2a 肿瘤累及一侧叶的一半或更少

T2b 肿瘤累及大于一侧叶的一半,但仅累及一侧叶

T2c 肿瘤累及两侧叶

T3 肿瘤突破前列腺被膜*

T3a 肿瘤浸润达前列腺外(单侧或双侧),包括显微镜下发现的膀胱颈受累

T3b 肿瘤侵及单侧或双侧精囊

T4 肿瘤固定或侵及除精囊外的邻近结构,包括侵及外括约肌、直肠、提肛肌和(或)盆腔壁

注:*肿瘤累及前列腺尖部或达前列腺被膜(但未突破被膜),其分期不是 T3,而是 T2。

N:区域淋巴结:

NX 区域淋巴结转移无法确定

N0 无区域淋巴结转移

N1 有区域淋巴结转移

注:转移≤0.2cm 为 pNmi(见 pN,第 8 页)

M:远处转移*

M0 无远处转移

M1 有远处转移

　　M1a　非区域淋巴结转移

　　M1b　骨转移

　　M1c　其他部位转移

注：*当出现多于 1 个转移灶时，选用最高级别的分期，
　　（p）M1c 是最高分期。

pTNM 病理学分期

　　pT 和 pN 分期与 T 和 N 分期相对应，pM 分期见第
10 页。

　　然而，前列腺没有 pT1 分期，因为没有足够的组织评
价最高级别的 pT 分期。没有 pT2 的亚分期。

G 组织病理学分级[1,2]

　　GX　分化程度无法评估

分级	Gleason 评分	Gleason 评分形式
1	≤6	≤3 + 3
2	7	3 + 4
3	7	4 + 3
4	8	4 + 4
5	9 – 10	4 + 5,5 + 4,5 + 5

分期[*]

Ⅰ 期	T1，T2a	N0	M0
Ⅱ 期	T2b，T2c	N0	M0
Ⅲ 期	T3，T4	N0	M0
Ⅳ 期	任何 T	N1	M0
	任何 T	任何 N	M1

注：[*]AJCC 同样出版了前列腺癌预后分期。

预后因素表

前列腺癌预后因素

预后因素	肿瘤相关因素	宿主相关因素	环境相关因素
基本因素	Gleason 评分	伴发疾病	
	分级分组	年龄	
	TNM 分期	身体状态	
	PSA 水平		
附加因素	碱性磷酸酶		
	（如伴发骨		
	转移）		
	穿刺活检比例		
	及阳性针数		

Source：UICC Manual of Clinical Oncology, Ninth Edition. Edited by Brian O'Sullivan, James D. Brierley, Anil K. D'Cruz, Martin F. Fey, Raphael Pollock, Jan B. Vermorken and Shao Hui Huang. ⓒ 2015 UICC. Published 2015 by John Wiley & Sons, Ltd.

（王坤 译　姚欣 校）

参考文献

1 Epstein JI, Egevad L, Amin MB, et al. The 2014 International Society of Urological Pathology (ISUP) Consensus Conference on Gleason Grading of Prostatic Carcinoma: Definition of Grading Patterns and Proposal for a New Grading System. *Am J Surg Pathol* 2016; 40: 244–252.

2 Humphrey PA, Egevad L, Netto GL, et al. Acinar adenocarcinoma. In: *WHO Classification of Tumours of the Urinary System and Male Genital Organs*. Moch H, et al., eds. Lyon, France: IACR, 2016.

睾丸癌

（ICD – O – 3 C62）

分期原则

此分期适用于睾丸生殖细胞肿瘤，需经组织病理学证实，并根据组织学类型进行分类。组织病理学分级不适用。

此类疾病常伴有血清肿瘤标志物升高，包括甲胎蛋白（AFP）、绒毛膜促性腺激素（hCG）和乳酸脱氢酶（LDH）。分期以疾病的解剖学侵犯范围和血清肿瘤标志物的评价作为依据。

以下是 NMS 分期的评估流程：

N 分期　体格检查和影像学检查

M 分期　体格检查、影像学检查和生物化学检测

S 分期　血清肿瘤标志物检测

分期的亚组是基于血清肿瘤标志物出现及升高幅度确定的。在睾丸切除术后应即刻行血清肿瘤标志物检测，如果检测结果较术前升高，应根据 AFP（半衰期 7 天）和 hCG（半衰期 3 天）的正常衰减进行系列血清学检测，以了解血清肿瘤标志物的升高情况。S 分期是以睾丸切除术后 hCG 和 AFP 最低值为依据的。血清 LDH 水平（但不是其半衰期水平）对于转移患者具有预测预后的价值，并且包括在分期中。

区域淋巴结

区域淋巴结包括腹主动脉旁(主动脉周围)、腹主动脉前、腹主动脉与腔静脉间、下腔静脉旁、下腔静脉前、下腔静脉后以及腹主动脉后淋巴结。沿精索静脉的淋巴结被认为是区域淋巴结。单双侧不影响 N 分期。阴囊和腹股沟手术后的睾丸肿瘤患者的盆腔淋巴结和腹股沟淋巴结也被认为是区域淋巴结。

TNM 临床分期

T:原发肿瘤

除 pTis 和 pT4(根治性睾丸切除术对于分期并不是必需的)外,原发肿瘤的侵犯程度可在根治性睾丸切除术后确定。参见 pT。在其他情况下,如果没有进行根治性睾丸切除术,可以使用 TX。

N:区域淋巴结

NX　区域淋巴结转移无法确定

N0　无区域淋巴结转移

N1　单个淋巴结转移,最大径≤2cm,或多个淋巴结转移,但最大径均≤2cm

N2　单个淋巴结转移,2cm＜最大径≤5cm,或多个淋巴结转移,任何一个淋巴结最大径＞2cm,但≤5cm

N3　单个淋巴结转移,最大径＞5cm

M:远处转移

M0　无远处转移

M1　有远处转移

　　M1a　非区域淋巴结转移或肺转移

　　M1b　非区域淋巴结转移或肺转移以外的远处转移

pTNM 病理学分期

pT:原发肿瘤

pTX　原发肿瘤无法评估(见前面 T:原发肿瘤)

pT0　无原发肿瘤证据(如睾丸的组织学为瘢痕)

pTis　导管内生殖细胞瘤(原位癌)

pT1　肿瘤局限于睾丸和附睾,无血管/淋巴侵犯;肿瘤侵犯白膜,但未累及睾丸鞘膜*

pT2　肿瘤局限于睾丸和附睾,伴血管/淋巴侵犯,或肿瘤穿透白膜累及睾丸鞘膜

pT3　肿瘤侵犯精索,伴或不伴血管/淋巴侵犯

pT4　肿瘤侵及阴囊,伴或不伴血管/淋巴侵犯

注:* AJCC 根据肿瘤最大径≤3cm 或 >3cm,将 T1 分成 T1a 和 T1b。

pN:区域淋巴结

pNX　区域淋巴结转移无法确定

pN0　无区域淋巴结转移

pN1　单个淋巴结转移,最大径≤2cm,或≤5 个阳性淋巴结,且最大径均≤2cm

pN2　单个淋巴结转移,最大径 >2cm,但≤5cm,或 >5 个阳性淋巴结,且任何一个淋巴结最大径均≤5cm,或肿瘤伴淋巴结外扩散

pN3　单个淋巴结转移,最大径 >5cm

pM:远处转移

pM 分期见第 10 页。

S:血清肿瘤标志物

SX　血清标志物检测无法获得
S0　血清标志物检测水平在正常范围

	LDH	hCG(mIU/ml)	AFP(ng/ml)
S1	$<1.5 \times N$	且 <5000	且 <1000
S2	$1.5 \sim 10 \times N$	或 $5000 \sim 50\,000$	或 $1000 \sim 10\,000$
S3	$>10 \times N$	或 $>50\,000$	或 $>10\,000$

注:N 表示 LDH 正常值的上限。

预后分组

0 期	pTis	N0	M0	S0
Ⅰ 期	pT1 – T4	N0	M0	SX
Ⅰ A 期	pT1	N0	M0	S0
Ⅰ B 期	pT2 – T4	N0	M0	S0
Ⅰ S 期	任何 pT/TX	N0	M0	S1 – S3
Ⅱ 期	任何 pT/TX	N1 – N3	M0	SX
Ⅱ A 期	任何 pT/TX	N1	M0	S0
	任何 pT/TX	N1	M0	S1
Ⅱ B 期	任何 pT/TX	N2	M0	S0
	任何 pT/TX	N2	M0	S1
Ⅱ C 期	任何 pT/TX	N3	M0	S0
	任何 pT/TX	N3	M0	S1
Ⅲ 期	任何 pT/TX	任何 N	M1a	SX
Ⅲ A 期	任何 pT/TX	任何 N	M1a	S0
	任何 pT/TX	任何 N	M1a	S1
Ⅲ B 期	任何 pT/TX	N1 – N3	M0	S2
	任何 pT/TX	任何 N	M1a	S2
Ⅲ C 期	任何 pT/TX	N1 – N3	M0	S3
	任何 pT/TX	任何 N	M1a	S3
	任何 pT/TX	任何 N	M1b	任何 S

预后因素表

睾丸癌预后因素

预后因素	肿瘤相关因素	宿主相关因素	环境相关因素
基本因素	组织学类型		
	T 分期		
	N 分期		
	M 分期		
	肿瘤标志物		
	（AFP，hCG，		
	LDH）		
	转移部位		
附加因素	标志物下降率	诊断延迟	医师专业水平
新的和前	i(12p)复制数		
景因素	p53		
	Ki－67		
	凋亡指数		

Source：UICC Manual of Clinical Oncology, Ninth Edition. Edited by Brian O'Sullivan, James D. Brierley, Anil K. D'Cruz, Martin F. Fey, Raphael Pollock, Jan B. Vermorken and Shao Hui Huang. © 2015 UICC. Published 2015 by John Wiley & Sons, Ltd.

（王坤 译 姚欣 校）

肾脏肿瘤

（ICD - O - 3 C64）

此分期适用于肾细胞癌，并需经组织病理学证实。

以下是 TNM 分期的评估流程：

T 分期　体格检查和影像学检查

N 分期　体格检查和影像学检查

M 分期　体格检查和影像学检查

区域淋巴结

区域淋巴结为肾门、腹主动脉旁和下腔静脉旁淋巴结。单、双侧不影响 N 分期。

TNM 临床分期

T：原发肿瘤

TX　原发肿瘤无法评估

T0　无原发肿瘤证据

T1　肿瘤局限于肾脏，最大径≤7cm

　　T1a　肿瘤最大径≤4cm

　　T1b　肿瘤最大径＞4cm，但≤7cm

T2　肿瘤局限于肾脏，最大径＞7cm

　　T2a　肿瘤最大径＞7cm，但≤10cm

　　T2b　肿瘤局限于肾脏,最大径 > 10cm

T3　肿瘤侵及大静脉或除同侧肾上腺外的肾周组织,但未超过肾周筋膜

　　T3a　肿瘤侵及肾静脉或肾静脉分支,或肿瘤侵入肾盂肾盏系统或侵犯肾周脂肪和(或)肾窦脂肪(肾盂旁脂肪),但是未超过肾周筋膜

　　T3b　肿瘤侵及横膈膜下的下腔静脉

　　T3c　肿瘤侵及横膈膜上的下腔静脉或侵及下腔静脉壁

T4　肿瘤侵透肾周筋膜,包括侵及邻近肿瘤的同侧肾上腺

N:区域淋巴结

NX　区域淋巴结转移无法确定

N0　无区域淋巴结转移

N1　有区域淋巴结转移

M:远处转移

M0　无远处转移

M1　有远处转移

pTNM 病理学分期

　　pT 和 pN 分期与 T 和 N 分期相对应,pM 分期见第 10 页。

分期

I 期	T1	N0	M0
II 期	T2	N0	M0
III 期	T3	N0	M0
	T1,T2,T3	N1	M0
IV 期	T4	任何 N	M0
	任何 T	任何 N	M1

预后因素表

肾细胞癌的预后因素

预后因素	肿瘤相关因素	宿主相关因素	环境相关因素
基本因素	肿瘤分期	是否适合手术	
附加因素	组织学亚型	身体状况	淋巴结切除
	Fuhrman 分级	遗传性疾病	肾上腺切除
	（透明细胞癌）		转移灶切除
	组织学有坏死，		免疫治疗/靶
	肉瘤样变		向治疗
	症状评分		
临床研究	DNA 倍数性		
	遗传性改变		
	分子标志物		

Source：UICC Manual of Clinical Oncology, Ninth Edition. Edited by Brian O'Sullivan, James D. Brierley, Anil K. D'Cruz, Martin F. Fey, Raphael Pollock, Jan B. Vermorken and Shao Hui Huang. © 2015 UICC. Published 2015 by John Wiley & Sons, Ltd.

（王坤 译　姚欣 校）

肾盂和输尿管肿瘤

（ICD－O－3 C65，C66）

此分期适用于肾盂和输尿管肿瘤,不包括乳头状瘤。并需经组织病理学或细胞学确诊。

以下是 TNM 分期的评估流程:

T 分期　体格检查、影像学检查和内镜检查

N 分期　体格检查和影像学检查

M 分期　体格检查和影像学检查

解剖分区

1. 肾盂（C65）

2. 输尿管（C66）

区域淋巴结

区域淋巴结包括肾门、腹主动脉旁和下腔静脉旁淋巴结。对于输尿管癌,区域淋巴结还包括盆腔内淋巴结。单、双侧不影响 N 分期。

TNM 临床分期

T:原发肿瘤

TX　原发肿瘤无法评估

T0 无原发肿瘤证据

Ta 非浸润乳头状癌

Tis 原位癌

T1 肿瘤侵及上皮下结缔组织

T2 肿瘤侵及肌层

T3 （肾盂）肿瘤浸润超过肌层至肾盂周围脂肪或肾实质
（输尿管）肿瘤浸润超过肌层到达输尿管周围脂肪

T4 肿瘤侵及邻近器官或通过肾脏到达肾周脂肪

N:区域淋巴结

NX 区域淋巴结转移无法确定

N0 无区域淋巴结转移

N1 单个区域淋巴结转移，最大径≤2cm

N2 单个区域淋巴结转移，最大径＞2cm，或多个淋巴结
转移

M:远处转移

M0 无远处转移

M1 有远处转移

pTNM 病理学分期

　　pT 和 pN 分期与 T 和 N 分期相对应。pM 分期见第
10 页。

分期

0a 期	Ta	N0	M0
0is 期	Tis	N0	M0
I 期	T1	N0	M0
II 期	T2	N0	M0
III 期	T3	N0	M0
IV 期	T4	N0	M0
	任何 T	N1 , N2	M0
	任何 T	任何 N	M1

（王坤 译　姚欣 校）

膀胱癌

（ICD – O – 3 C67）

分期原则

此分期适用于膀胱癌,不包括乳头状瘤。需经组织病理学或细胞学确诊。

以下是 TNM 分期的评估流程:

T 分期　　体格检查、影像学检查和内镜检查

N 分期　　体格检查和影像学检查

M 分期　　体格检查和影像学检查

区域淋巴结

区域淋巴结为真正的盆腔淋巴结,即髂总动脉分叉以下的盆腔淋巴结。但也包括髂总动脉周围淋巴结。单、双侧不影响 N 分期。

TNM 临床分期

T:原发肿瘤

适当的 T 分期应加上后缀(m)以明确多发肿瘤。后缀(is)可被加到任何 T 分期以提示相关原位癌的存在。

TX　　原发肿瘤无法评估

T0　　无原发肿瘤证据

Ta　　非浸润乳头状癌

Tis　原位癌："扁平肿瘤"

T1　肿瘤侵及上皮下结缔组织

T2　肿瘤侵及固有肌层

　　T2a　肿瘤侵及浅固有肌层(内1/2)

　　T2b　肿瘤侵及深固有肌层(外1/2)

T3　肿瘤侵及膀胱周围组织

　　T3a　显微镜下

　　T3b　肉眼可见(膀胱外肿块)

T4　肿瘤侵及下列任一器官:前列腺、精囊、尿道、阴道、盆壁、腹壁

　　T4a　肿瘤侵及前列腺、精囊、尿道或阴道

　　T4b　肿瘤侵及盆壁或腹壁

N:区域淋巴结

NX　区域淋巴结转移无法确定

N0　无区域淋巴结转移

N1　盆腔单个淋巴结转移(下腹、闭孔、髂外或骶前淋巴结)

N2　盆腔多个淋巴结转移(下腹、闭孔、髂外或骶前淋巴结)

N3　髂总淋巴结转移

M:远处转移

M0　无远处转移

M1a　非区域淋巴结转移

M1b　其他远处转移

pTNM 病理学分期

pT 和 pN 分期与 T 和 N 分期相对应。pM 分期见第 10 页。

分期

0a 期	Ta	N0	M0
0is 期	Tis	N0	M0
I 期	T1	N0	M0
II 期	T2a,T2b	N0	M0
IIIA 期	T3a,T3b,T4a	N0	M0
	T1,T2,T3,T4a	N1	M0
IIIB 期	T1,T2,T3,T4a	N2,N3	M0
IVA 期	T4b	任何 N	M0
	任何 T	任何 N	M1a
IVB 期	任何 T	任何 N	M1b

预后因素表

表浅浸润性膀胱癌(Ta,T1,Tis)的预后因素

预后因素	肿瘤相关因素	宿主相关因素	环境相关因素
基本因素	肿瘤分级 T 分期 原位癌 肿瘤个数 复发	年龄 身体状况 其他合并症	经尿道电切术切除程度(膀胱内化疗减少复发,但延缓进展证据有限)
附加因素 新的和前景因素	肿瘤大小 3 月复发 p53 NMP22 FGFR3 突变情况 COX - 2(尤其是上尿路肿瘤) Claudin 蛋白家族 DNA 甲基化情况 淋巴管受侵 浸润程度(T1 微小浸润或 T1 广泛浸润)	性别 继续吸烟	

局部进展和(或)淋巴结阳性浸润膀胱癌(T2－4 N0－1)转移风险和生存预后因素

预后因素	肿瘤相关因素	宿主相关因素	环境相关因素
基本因素	T 分期 N 分期	年龄 身体状况 ALP 其他合并症	手术切缘情况
附加因素	分级 组织学类型 淋巴管浸润 伴发 Cis 肿瘤大小 肾盂积水	血红蛋白 对化疗反应	淋巴结切除程度 阳性淋巴结比例
新的和前景因素	p53,p63,p21 　(长期保留膀胱) Rb 蛋白 Ki－67 EGFR HER2 表达 E－钙黏着蛋白 微血管密度 治疗抵抗机制 (ERCC1, BRCA1, 　MMR 突变)	基因单核苷酸 多态性	

对于转移性病变,内脏转移与预后差相关。

（王坤 译　姚欣 校）

尿道癌

（ICD – O – 3 C68.0, C61.9）

分期原则

此分期适用于尿道癌（ICD – O – 3 C68.0）及前列腺移行细胞癌（ICD – O – 3 C61.9）和前列腺段尿道。并需经组织病理学或细胞学确诊。

以下是 TNM 分期的评估流程：

T 分期　体格检查、影像学检查、内镜检查

N 分期　体格检查、影像学检查

M 分期　体格检查、影像学检查

区域淋巴结

区域淋巴结为腹股沟和盆腔淋巴结。单、双侧不影响 N 分期。

TNM 临床分期

T:原发肿瘤

TX　原发肿瘤无法评估

T0　无原发肿瘤证据

尿道（男性和女性）癌

Ta　非浸润乳头状、息肉状或疣状癌

Tis　原位癌

T1　肿瘤侵及上皮下结缔组织

T2　肿瘤侵及以下部位：尿道海绵体、前列腺、尿道周围肌肉

T3　肿瘤侵及以下部位：阴茎海绵体、超出前列腺被膜，阴道前壁、膀胱颈（侵至前列腺外）

T4　肿瘤侵及其他邻近器官（如侵及膀胱）

前列腺尿路上皮癌（移行细胞癌）

Tis　原位癌，侵及前列腺段尿道、尿道周围或前列腺导管，不伴间质浸润

T1　肿瘤侵及上皮下结缔组织（肿瘤仅侵及前列腺段尿道）

T2　肿瘤侵及以下部位：前列腺间质、尿道海绵体、尿道周围肌肉

T3　肿瘤侵及以下部位：阴茎海绵体、超过前列腺被膜、膀胱颈（侵至前列腺外）

T4　肿瘤侵及其他邻近器官（如侵及膀胱或直肠）

N：区域淋巴结

NX　区域淋巴结转移无法确定

N0　无区域淋巴结转移

N1　单个淋巴结转移

N2　多个淋巴结转移

M：远处转移

M0　无远处转移

M1　有远处转移

pTNM 病理学分期

pT 和 pN 分期与 T 和 N 分期相对应。pM 分期见第 10 页。

分期

0a 期	Ta	N0	M0
0is 期	Tis	N0	M0
I 期	T1	N0	M0
II 期	T2	N0	M0
III 期	T1 , T2	N1	M0
	T3	N0 , N1	M0
IV 期	T4	N0 , N1	M0
	任何 T	N2	M0
	任何 T	任何 N	M1

（王坤 译 姚欣 校）

肾上腺皮质肿瘤

（ICD - O - 3 C74.0）

分期原则

此分期适用于肾上腺皮质癌,不适用于肾上腺髓质癌或肉瘤。

以下是 TNM 分期的评估流程:

T 分期　体格检查、影像学检查

N 分期　体格检查、影像学检查

M 分期　体格检查、影像学检查

区域淋巴结

区域淋巴结为肾门、腹主动脉旁和下腔静脉旁淋巴结。单、双侧不影响 N 分期。

TNM 临床分期

T:原发肿瘤

TX　原发肿瘤无法评估

T0　无原发肿瘤证据

T1　肿瘤最大径≤5cm,无肾上腺外浸润

T2　肿瘤最大径>5cm,无肾上腺外浸润

T3　无论肿瘤大小,伴肾上腺外局部浸润,但未侵及邻近器官[*]

T4　无论肿瘤大小,肿瘤侵及邻近器官[*]

注:[*]邻近器官包括肾脏、横膈膜、大血管(肾静脉或下腔静脉)、胰腺和肝脏。

N:区域淋巴结

NX　区域淋巴结转移无法确定

N0　无区域淋巴结转移

N1　有区域淋巴结转移

M:远处转移

M0　无远处转移

M1　有远处转移

pTNM 病理学分期

　　pT 和 pN 分期与 T 和 N 分期相对应,pM 分期见第10 页。

分期

Ⅰ期	T1	N0	M0
Ⅱ期	T2	N0	M0
Ⅲ期	T1,T2	N1	M0
	T3,T4	N0,N1	M0
Ⅳ期	任何 T	任何 N	M1

预后因素表

肾上腺皮质癌预后因素

预后因素	肿瘤相关因素	宿主相关因素	环境相关因素
基本因素	TNM 分期 生物化学检测 ·改善功能性肿瘤患者的生存时间		是否可切除
附加因素	对米托坦的治疗反应	年龄	
新的和前景因素	分子检测技术 ·更高的肿瘤级别，Ki-67 指数或与预后不良相关的有丝分裂数 ·与预后不良相关的染色体畸变：第 6、7、12 和 19 号染色体获得性突变，以及第 3、8、10、16、17 和 19 号染色体缺失性突变 ·染色体突变程度的增加与不良预后相关		

Source: UICC Manual of Clinical Oncology, Ninth Edition. Edited by Brian O'Sullivan, James D. Brierley, Anil K. D'Cruz, Martin F. Fey, Raphael Pollock, Jan B. Vermorken and Shao Hui Huang. © 2015 UICC. Published 2015 by John Wiley & Sons, Ltd.

（王坤 译　姚欣 校）

本书配有读者交流群

微信扫描最后一页二维码，入群获取 TNM 研究资源，与群友分享学习心得和实践经验。

眼部肿瘤

导言

　　眼及其附属器的肿瘤是一组差异很大的肿瘤,包括癌、黑色素瘤、肉瘤和视网膜母细胞瘤。为了临床方便,将它们归在同一部分。

　　包括以下部位的肿瘤:

- 眼睑(眼睑肿瘤按照皮肤肿瘤分类);
- 结膜;
- 葡萄膜;
- 视网膜;
- 眼眶;
- 泪腺。

　　其组织学命名和诊断标准推荐参照 WHO 组织学分类[1]。每种肿瘤类型按如下标题进行描述:

- 使用 TNM 分期流程的分期原则;
- 解剖分区(如果适用);
- 区域淋巴结的定义;
- TNM 临床分期;
- pTNM 病理学分期;
- 分期(如果适用);
- 预后因素表。

（简天明 译　孙丰源 校）

参考文献

1 Campbell RJ. *Histological Typing of Tumours of the Eye and its Adnexa*, 2nd edn. Berlin: Springer, 1998.

结膜癌

(ICD - O - 3 C69.0)

该病需经组织病理学确诊,并根据组织学类型进行分类,例如黏液表皮样癌和鳞状细胞癌。

以下是 TNM 分期的评估流程:

T 分期　体格检查

N 分期　体格检查

M 分期　体格检查和影像学检查

区域淋巴结

区域淋巴结是指耳前淋巴结、下颌下淋巴结和颈部淋巴结。

TNM 临床分期

T:原发肿瘤

TX　原发肿瘤无法评估

T0　无原发肿瘤证据

Tis　原位癌

T1　肿瘤最大径≤5mm,侵犯结膜基底膜

T2　肿瘤最大径 >5mm,侵犯结膜基底膜,未侵犯邻近结构[*]

T3　肿瘤侵犯邻近结构[*]

T4　肿瘤侵犯眼眶或眶外

T4a　肿瘤侵犯眼眶软组织,未侵犯骨质

T4b　肿瘤侵犯骨质

T4c　肿瘤侵犯邻近鼻旁窦

T4d　肿瘤侵犯脑

注:* 邻近结构包括:角膜(时钟3、6、9 或 12 点)、眼球、穹隆结膜[下和(或)上]、睑结膜[下和(或)上]、睑板结膜[下和(或)上]、泪小点和泪小管[下和(或)上]、皱襞、泪阜、眼睑后层、眼睑前层和(或) 睑缘[下和(或)上]。

N:区域淋巴结

NX　区域淋巴结转移无法确定

N0　无区域淋巴结转移

N1　有区域淋巴结转移

M:远处转移

M0　无远处转移

M1　有远处转移

pTNM 病理学分期

pT 和 pN 分期与 T 和 N 分期相对应,pM 分期见第 10 页。

分期

目前无推荐分期。

（简天明 译　孙丰源 校）

结膜恶性黑色素瘤

（ICD－O－3 C69.0）

分期原则

该分期适用于结膜恶性黑色素瘤，需经组织病理学确诊。

以下是 TNM 分期的评估流程：

T 分期　体格检查

N 分期　体格检查

M 分期　体格检查和影像学检查

区域淋巴结

区域淋巴结是指耳前淋巴结、下颌下淋巴结和颈部淋巴结。

TNM 临床分期

T：原发肿瘤

TX　原发肿瘤无法评估

T0　无原发肿瘤证据

Tis　肿瘤局限在结膜上皮（原位）[a]

T1　球结膜恶性黑色素瘤

　　T1a　肿瘤不超过 1 个象限[b]

　　T1b　肿瘤超过 1 个但不超过 2 个象限

  T1c 肿瘤超过 2 个但不超过 3 个象限

  T1d 肿瘤超过 3 个象限

T2 非球结膜恶性黑色素瘤,侵及睑结膜、穹隆结膜和(或)泪阜结膜

  T2a 非泪阜肿瘤侵犯不超过 1 个象限

  T2b 非泪阜肿瘤侵犯超过 1 个象限

  T2c 泪阜肿瘤侵犯不超过 1 个象限的结膜

  T2d 泪阜肿瘤侵犯超过 1 个象限的结膜

T3 恶性黑色素瘤局部侵犯

  T3a 眼球

  T3b 眼睑

  T3c 眼眶

  T3d 鼻旁窦、泪道和(或)泪腺

T4 恶性黑色素瘤侵犯中枢神经系统(CNS)

注:[a]原位恶性黑色素瘤(包括原发性获得性黑变病),异型细胞取代了大于 75% 的正常上皮厚度,并带有上皮细胞的特征,包括丰富的胞浆、泡状核、显著的核仁和(或)上皮内异型细胞巢。

  [b]按照时钟定义象限,在角膜边缘(如 6 、9 、12 、3 点位置)开始从角膜中央扩展并超出眼睑边缘,这将泪阜一分为二。

N:区域淋巴结

NX 区域淋巴结转移无法确定

N0 无区域淋巴结转移

N1 有区域淋巴结转移

M:远处转移

M0　无远处转移

M1　有远处转移

pTNM 病理学分期

pT:原发肿瘤

pTX　原发肿瘤无法评估

pT0　无原发肿瘤证据

pTis　恶性黑色素瘤局限于结膜上皮内(原位)[*]

pT1　球结膜恶性黑色素瘤

　　pT1a　肿瘤侵犯固有层,厚度≤2.0mm

　　pT1b　肿瘤侵犯固有层,厚度>2.0mm

pT2　恶性黑色素瘤侵犯睑结膜、穹隆结膜或泪阜结膜

　　pT2a　肿瘤侵犯固有层,厚度≤2.0mm

　　pT2b　肿瘤侵犯固有层,厚度>2.0mm

pT3　恶性黑色素瘤侵犯眼球、眼睑、鼻泪系统或眼眶

　　pT3a　侵犯眼球

　　pT3b　侵犯眼睑

　　pT3c　侵犯眼眶

　　pT3d　侵犯鼻旁窦和(或)鼻泪管或泪囊

pT4　恶性黑色素瘤侵犯中枢神经系统(CNS)

注:[*]原位恶性黑色素瘤(包括原发性获得性黑变病),异
　　型细胞取代了大于75%的正常上皮厚度,并带有上皮
　　细胞的特征,包括丰富的胞浆、泡状核、显著的核仁和
　　(或)上皮内异型细胞巢。

pN：区域淋巴结

pN 分期与 N 分期相对应

pM：远处转移

pM 分期见第 10 页

G 组织病理学分级

G 组织病理学分级代表原发肿瘤的来源。

GX　起源不能确定

G0　原发性获得性黑变病不伴有细胞异型性

G1　结膜痣

G2　原发性获得性黑变病伴细胞异型性(仅上皮病变)

G3　原发性获得性黑变病伴上皮细胞异型性及侵袭性黑
　　色素瘤

G4　新生恶性黑色素瘤

分期

目前无推荐分期。

（简天明 译　孙丰源 校）

葡萄膜恶性黑色素瘤

（ICD - O - 3 C69.3,4）

该病需经组织病理学确诊。

以下是 TNM 分期的评估流程：

T 分期　体格检查；其他的方法如荧光血管造影和同位素检查可能提高评估的精确性

N 分期　体格检查

M 分期　体格检查和影像学检查

区域淋巴结

区域淋巴结是指耳前淋巴结、下颌下淋巴结和颈部淋巴结。

解剖分区

1. 虹膜（C69.4）

2. 睫状体（C69.4）

3. 脉络膜（C69.3）

TNM 临床分期

T：原发肿瘤

TX　原发肿瘤无法评估

T0　无原发肿瘤证据

虹膜[*]

T1　肿瘤局限在虹膜

　　T1a　肿瘤不超过 1 个象限

　　T1b　肿瘤超过 1 个象限

　　T1c　伴有继发性青光眼

T2　肿瘤融合或者侵犯睫状体、脉络膜或两者均有

　　T2a　肿瘤融合或者侵犯睫状体,无继发性青光眼

　　T2b　肿瘤融合或者侵犯脉络膜,无继发性青光眼

　　T2c　肿瘤融合或者侵犯睫状体和(或)脉络膜,伴继发性青光眼

T3　肿瘤融合或者侵犯睫状体、脉络膜或两者均有,伴有巩膜受侵

T4　肿瘤侵犯巩膜外组织

　　T4a　直径≤5mm

　　T4b　直径>5mm

注:[*]虹膜恶性黑色素瘤起源于并且主要位于葡萄膜。如果肿瘤在虹膜上占的体积不到一半,肿瘤可能起源于睫状体,则应该考虑此分类。

睫状体和脉络膜

　　原发睫状体和脉络膜的恶性黑色素瘤按照如下四个肿瘤大小分类[a, b]。

T1　肿瘤大小分类 1

　　T1a　无睫状体受侵和眼外蔓延

　　T1b　睫状体受侵

　　T1c　无睫状体受侵,但有眼外蔓延,直径≤5mm

T1d　睫状体受侵,并且有眼外蔓延,直径≤5mm

T2　肿瘤大小分类2

　　T2a　无睫状体受侵和眼外蔓延

　　T2b　睫状体受侵

　　T2c　无睫状体受侵,但有眼外蔓延,直径≤5mm

　　T2d　睫状体受侵,并且有眼外蔓延,直径≤5mm

T3　肿瘤大小分类3

　　T3a　无睫状体受侵和眼外蔓延

　　T3b　睫状体受侵

　　T3c　无睫状体受侵,但有眼外扩展,直径≤5mm

　　T3d　睫状体受侵,并且有眼外蔓延,直径≤5mm

T4　肿瘤大小分类4

　　T4a　无睫状体受侵和眼外蔓延

　　T4b　睫状体受侵

　　T4c　无睫状体受侵,但有眼外蔓延,直径≤5mm

　　T4d　睫状体受侵,并且有眼外蔓延,直径≤5mm

　　T4e　任何肿瘤体积,有眼外蔓延,直径>5mm

注:[a]在临床实践中,最大肿瘤基底直径可以用视盘直径(dd,平均:1dd=1.5mm)来估计。肿瘤隆起度可以用屈光度(平均:2.5个屈光度=1mm)来估计。可以利用超声、眼底照相技术进行更为精确的测量。睫状体受侵可以用裂隙灯、眼底镜、前房角镜和透视法来评估。而超声生物显微镜可用于更精确的评估。术前或术中采用超声、CT、MRI,可以直观地评价巩膜侵犯。

　　[b]当组织标本被固定以后,进行组织病理学测量记录时,由于组织萎缩,肿瘤直径和厚度可能被低估。

厚度(mm)

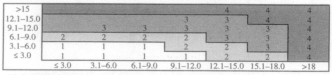

最大基底直径(mm)

图 1　睫状体和脉络膜恶性黑色素瘤的分期(基于厚度和直径)

N:区域淋巴结

NX　区域淋巴结转移无法确定

N0　无区域淋巴结转移

N1　有区域淋巴结转移

M:远处转移

M0　无远处转移

M1　有远处转移

　　M1a　最大转移病灶最大径≤3cm

　　M1b　3cm＜最大转移病灶最大径≤8cm

　　M1c　最大转移病灶最大径＞8cm

pTNM 病理学分期

　　pT 和 pN 分期与 T 和 N 分期相对应。pM 分期见第 10 页。

分期 [*]

Ⅰ期	T1a	N0	M0
ⅡA 期	T1b－d,T2a	N0	M0
ⅡB 期	T2b,T3a	N0	M0
ⅢA 期	T2c－d	N0	M0
	T3b－c	N0	M0
	T4a	N0	M0
ⅢB 期	T3d	N0	M0
	T4b－c	N0	M0
ⅢC 期	T4d－e	N0	M0
Ⅳ期	任何 T	N1	M0
	任何 T	任何 N	M1

注：[*]该分期适用于脉络膜和睫状体的恶性黑色素瘤,不适用于
　　虹膜的恶性黑色素瘤。

预后因素表

葡萄膜恶性黑色素瘤的预后因素

预后因素	肿瘤相关因素	宿主相关因素	环境相关因素
基本因素	最大肿瘤直径（瘤体宽度）	高龄	
	较高 UICC T 分期（与较差生存率相关）		
附加因素	巩膜外蔓延		
	肿瘤位置（虹膜肿瘤确诊时一般较小；睫状体肿瘤比较隐匿，发现时一般较大）		
	病理类型（梭形细胞型较上皮细胞型预后更好）		
	增殖能力		
	微循环		
新的和前景因素	PET－CT 标准化摄取值（SUV）：较高的 SUV 提示较差预后		免疫治疗
	染色体 3 单体，染色体 6 和 8 的异常*		
	基因表达分析		

*经多中心的试验监测。

Source：UICC Manual of Clinical Oncology, Ninth Edition. Edited by Brian O'Sullivan, James D. Brierley, Anil K. D'Cruz, Martin F. Fey, Raphael Pollock, Jan B. Vermorken and Shao Hui Huang. © 2015 UICC. Published 2015 by John Wiley & Sons, Ltd.

（简天明　译　孙丰源　校）

视网膜母细胞瘤

（ICD－O－3 C69.2）

分期原则

双侧都有病变时,两眼应该分别分期。此分期不适用于完全自发性消退的肿瘤。应该经组织学证实在摘除的眼球中存在该病。

以下是 TNM 分期的评估流程:

T 分期　体格检查和影像学检查

N 分期　体格检查

M 分期　体格检查和影像学检查;骨髓和脑脊液检查可能提高评估的精确性

区域淋巴结

区域淋巴结是指耳前淋巴结、下颌下淋巴结和颈部淋巴结。

TNM 临床分期

T:原发肿瘤

TX　原发肿瘤无法评估

T0　无原发肿瘤证据

T1　肿瘤局限于视网膜,视网膜下积液隆起高度≤5mm,无视网膜脱离

    T1a   任意一侧眼的肿瘤最大直径≤3mm，或距离视盘或黄斑中心凹<1.5mm

    T1b   至少一个肿瘤的最大直径>3mm，或距离视盘或黄斑中心凹≤1.5mm，视网膜下积液隆起高度≤5mm，无视网膜脱离

T2 肿瘤伴有玻璃体或视网膜下播散，或视网膜脱离

    T2a   肿瘤伴有视网膜下积液隆起高度>5mm

    T2b   肿瘤伴有玻璃体和(或)视网膜下播散

T3 出现严重眼内并发症

    T3a   眼球萎缩

    T3b   侵犯脉络膜、睫状体扁平部、睫状体、晶状体、悬韧带、虹膜或前房角

    T3c   眼内压升高伴新生血管形成和(或)牛眼

    T3d   前房积血和(或)广泛玻璃体积血

    T3e   无菌性眶蜂窝织炎

T4 肿瘤眼外侵犯

    T4a   侵犯视神经或眼眶软组织

    T4b   肿瘤眼外侵犯，伴眼球突出和(或)眶内肿块

N:区域淋巴结

NX 区域淋巴结转移无法确定

N0 无区域淋巴结转移

N1 有区域淋巴结转移

M:远处转移

M0 无远处转移

M1 有远处转移

M1a　中枢神经系统以外的单个或多个转移灶

M1b　中枢神经系统转移

pTNM 病理学分期

pT:原发肿瘤

pTX　原发肿瘤无法评估

pT0　无原发肿瘤证据

pT1　肿瘤局限生长,无视神经或脉络膜受侵

pT2　肿瘤眼内侵犯

pT2a　肿瘤侵犯局部脉络膜,侵犯筛板前或筛板部分的视神经

pT2b　肿瘤侵犯虹膜基质,和(或)小梁网,和(或)Schlemm 管

pT3　肿瘤明显局部侵犯

pT3a　肿瘤侵犯脉络膜,单个病灶直径 >3mm,或多个病灶总和 >3mm,或任意一个全层侵犯病灶

pT3b　肿瘤侵犯筛板后视神经,但未达视神经切缘

pT3c　侵犯巩膜厚度≤2/3

pT3d　侵犯巩膜全层,和(或)侵犯导血管内或周围

pT4　眼外侵犯:肿瘤侵犯达视神经切缘、脑膜间隙内、巩膜全层及巩膜外、眼眶脂肪、眼外肌、眶骨、结膜或眼睑

pN:区域淋巴结

pNX　区域淋巴结转移无法确定

pN0　无区域淋巴结转移

pN1　有区域淋巴结转移

pM:远处转移

pM0　无远处转移

pM1　有远处转移

　　　pM1a　中枢神经系统以外的单个或多个转移灶

　　　pM1b　转移至中枢神经系统实质或脑脊液

分期

临床分期

Ⅰ期	T1,T2,T3	N0	M0
Ⅱ期	T4a	N0	M0
Ⅲ期	T4b	N0	M0
	任何T	N1	M0
Ⅳ期	任何T	任何N	M1

病理学分期

Ⅰ期	T1,T2,T3	N0	M0
Ⅱ期	T4	N0	M0
Ⅲ期	任何T	N1	M0
Ⅳ期	任何T	任何N	M1

预后因素表

视网膜母细胞瘤的预后因素

预后因素	肿瘤相关因素	宿主相关因素	环境相关因素
基本因素	肿瘤≥3mm 葡萄膜侵犯 巩膜外侵犯 视神经侵犯 前房角侵犯 较高 T 分期	免疫功能抑制 （如艾滋病） RB 1 等位基因 突变	及时发现治疗
附加因素	多药物耐药基 因 遗传		环孢霉素治疗 有经验的多学 科团队
新的和前 景因素			用于欠发达国 家的筛查程 序 评估摘除眼球 的远程病理 诊断 子宫内检测 RB

Source：UICC Manual of Clinical Oncology, Ninth Edition. Edited by Brian O'Sullivan, James D. Brierley, Anil K. D'Cruz, Martin F. Fey, Raphael Pollock, Jan B. Vermorken and Shao Hui Huang. © 2015 UICC. Published 2015 by John Wiley & Sons, Ltd.

（简天明 译　孙丰源 校）

眼眶肉瘤

（ICD – O – 3 C69.6）

分期原则

此分期适于软组织和骨肉瘤。需经组织病理学证实，并根据组织学类型进行分类。

以下是 TNM 分期的评估流程：

T 分期　体格检查和影像学检查

N 分期　体格检查

M 分期　体格检查和影像学检查

区域淋巴结

区域淋巴结是指耳前淋巴结、下颌下淋巴结和颈部淋巴结。

TNM 临床分期

T：原发肿瘤

TX　　原发肿瘤无法评估

T0　　无原发肿瘤证据

T1　　肿瘤最大径≤20mm

T2　　肿瘤最大径＞20mm，未侵犯眼球或骨壁

T3　　任何大小肿瘤，侵犯眼眶软组织和（或）骨壁

T4　　肿瘤侵犯眼球或眼眶周围结构，如眼睑、颞窝、鼻腔和

鼻旁窦,和(或)中枢神经系统

N:区域淋巴结

NX 区域淋巴结转移无法确定

N0 无区域淋巴结转移

N1 有区域淋巴结转移

M:远处转移

M0 无远处转移

M1 有远处转移

pTNM 病理学分期

pT 和 pN 分期与 T 和 N 分期相对应。pM 分期见第 10 页。

分期

目前无推荐分期。

(简天明 译 孙丰源 校)

泪腺癌

（ICD – O – 3 C69.5）

分期原则

该病需经组织病理学证实,并根据组织学类型进行分类。

以下是 TNM 分期的评估流程:

T 分期　体格检查和影像学检查

N 分期　体格检查

M 分期　体格检查和影像学检查

区域淋巴结

区域淋巴结是指耳前淋巴结、下颌下淋巴结和颈部淋巴结。

TNM 临床分期

T:原发肿瘤

TX　　原发肿瘤无法评估

T0　　无原发肿瘤证据

T1　　肿瘤最大径≤2cm,有或无泪腺外眼眶软组织侵犯

　　　T1a　　无骨膜或眶骨侵犯

　　　T1b　　骨膜侵犯,无眶骨侵犯

　　　T1c　　眶骨侵犯

T2　2cm < 肿瘤最大径 ≤4cm

　　T2a　无骨膜或眶骨侵犯

　　T2b　骨膜侵犯,无眶骨侵犯

　　T2c　眶骨侵犯

T3　肿瘤最大径 >4cm,或侵犯泪腺外眼眶软组织,包括视神经或眼球

　　T3a　无骨膜或眶骨侵犯

　　T3b　骨膜侵犯,无眶骨侵犯

　　T3c　眶骨侵犯

T4　肿瘤侵犯邻近结构,如鼻窦、颞窝、翼窝、眶上裂、海绵窦和(或)脑

　　T4a　肿瘤最大径 ≤2cm

　　T4b　2cm < 肿瘤最大径 ≤4cm

　　T4c　肿瘤最大径 >4cm

N:区域淋巴结

NX　区域淋巴结转移无法确定

N0　无区域淋巴结转移

N1　有区域淋巴结转移

M:远处转移

M0　无远处转移

M1　有远处转移

pTNM 病理学分期

　　pT 和 pN 分期与 T 和 N 分期相对应。pM 分期见第

10 页。

分期

目前无推荐分期。

（简天明 译　孙丰源 校）

霍奇金淋巴瘤

导言

目前的霍奇金淋巴瘤分期是在1971年第一次制定的 Ann Arbor 分期基础之上修订的。在过去45年里,临床实践改变了过去采用手术、病理分期分级的方法。2012年 Lugano 会议上提出了更加简单的分期系统,该系统将Ⅰ、Ⅱ期共同定义为局限期霍奇金淋巴瘤,将Ⅲ、Ⅳ期共同定义为晚期霍奇金淋巴瘤。Lugano 分期也是基于 Ann Arbor 分期进行的修订,并已发表且得到 UICC 的认可[1]。

临床分期(cS)

它由病史、临床检查、影像学检查、血液分析和病理活检报告确定。骨髓活检必须在临床上或影像学上的非受侵的骨区域活检。

肝受侵

肝受侵的临床证据必须包括肝增大,至少有血清碱性磷酸酶水平异常,和两次不同的肝功能检查异常,或影像学发现的肝脏异常和一项肝功能检测值异常。肝受侵通常被认为是弥漫性结外病变。

脾受侵

如果有可触及的并由影像学确认的脾增大,作为脾受侵的临床证据是可以接受的。

淋巴结和结外病变

淋巴结构如下：

- 淋巴结
- 韦氏环
- 脾
- 阑尾
- 胸腺
- Peyer 集合淋巴结

淋巴结按区域分组，一个或更多部位（2、3 等）可受侵，脾受侵标记为 S，结外器官或部位受侵用 E 表示。

肺受侵

肺受侵局限于 1 个肺叶，或与同侧淋巴结病变相关的肺门周围侵犯，或单侧胸膜渗出伴或不伴肺受侵，但伴有肺门淋巴结病变，被认为是局限的结外病变。

局限期

Ⅰ期

单一淋巴结区受侵（Ⅰ），单一结外器官或部位局限受侵（ⅠE）。

Ⅱ期

横膈同侧的 2 个或多个淋巴结区受侵（Ⅱ）；横膈同侧的单一结外器官或部位的局限受侵伴有区域淋巴结受侵，可伴有或不伴有其他淋巴结区受累（ⅡE）。

大肿块 Ⅱ 期

Ⅱ期伴有单个最大径大于 10cm 的淋巴结肿块或 CT 显示有大于胸廓直径 1/3 的肿块。

晚期

Ⅲ 期

横膈两侧的淋巴结区受侵（Ⅲ），或伴有脾脏受侵（ⅢS）。

Ⅳ 期

播散性（多灶的）的一个或多个结外淋巴器官受侵，可伴有或不伴有相关淋巴结受累；孤立的结外淋巴器官受侵，伴有横膈一侧或双侧淋巴结受侵。

A 和 B 分组（症状）

每一期别还应根据无或有特定的全身症状而分为 A 组或 B 组。这些症状是：

1. 诊断前 6 个月内无法解释的体重减轻超过平时体重的 10%。

2. 无法解释的发热，体温超过 38℃。

3. 盗汗。

注：单纯瘙痒不能视为 B 症状，同样，与可疑感染有关的短暂发热也不能视为 B 症状。

（王先火 译　张会来 校）

参考文献

1　Cheson BD, Fisher RI, Barrington SF, et al. Recommendations for initial evaluation, staging, and response assessment of Hodgkin and non-Hodgkin lymphoma: the Lugano classification. J Clin Oncol 2014; 32: 3059–3068.

非霍奇金淋巴瘤

排除 A 或 B 症状分组(见 306 页)以外,在 Ann Arbor 分期基础上修订的 Lugano 分期被推荐为霍奇金淋巴瘤分期。

在 Ⅱ 期病变中,在滤泡淋巴瘤中大肿块被定义为最大径 >6cm;弥漫大细胞淋巴瘤最大径 >10cm。

(王先火 译　张会来 校)

基本 TNM 分期

导言

如果 T、N 和 M 分期没有在病案中记录,或者相关数据无法获得,可以根据基础 TNM 分期模式对疾病的范围进行编码。针对乳腺癌、结直肠癌、前列腺癌或宫颈癌(图 2、3、4 和 5)使用这一模式时,疾病范围可被记录为 I 期、II 期、III 期或 IV 期,或如果信息不充足,则记录为远处转移、区域性或局限性。

分期原则

基本 TNM 分期包括三个核心要素,三者结合反映出患者肿瘤的范围:

M 分期　是否存在远处转移

N 分期　是否存在区域淋巴结转移/侵犯

T 分期　肿瘤侵犯范围和(或)肿瘤的大小

基本 TNM 分期要素编码

转移(M)

M +　存在包括非区域淋巴结在内的远处转移

M –　临床或病理检查,没有述及远处转移

区域淋巴结转移/侵犯(N)

R +　存在区域淋巴结转移/侵犯

R – 　临床或病理检查,没有述及区域淋巴结转移

肿瘤侵犯范围和(或)肿瘤大小(T)

　　根据可能获得的信息,T 分期可以被记录,假如不能获得信息,可以描述为进展期或局限期。

A　肿瘤侵犯范围和(或)肿瘤大小为进展期

　　A2　肿瘤侵犯范围和(或)肿瘤大小为广泛进展期

　　A1　肿瘤侵犯范围和(或)肿瘤大小为进展期

L　肿瘤侵犯范围和(或)肿瘤大小为局限期

　　L2　肿瘤侵犯范围和(或)肿瘤大小为局限期

　　L1　肿瘤侵犯范围和(或)肿瘤大小为明显局限期

X　肿瘤侵犯范围和(或)肿瘤大小无法评估

结肠和直肠基本 TNM 分期

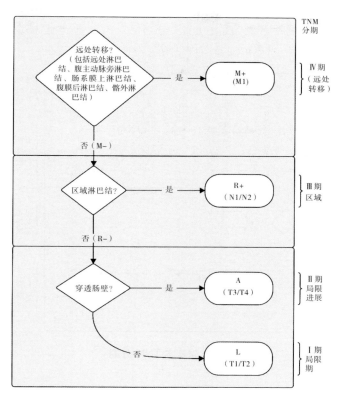

图 2　结肠和直肠基本 TNM 分期。

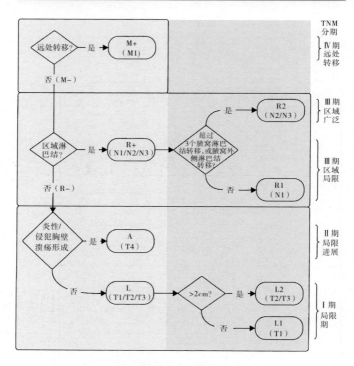

图 3　乳腺基本 TNM 分期。

宫颈基本 TNM 分期

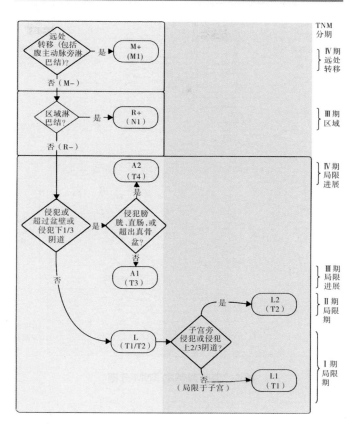

图 4　宫颈基本 TNM 分期。

前列腺基本 TNM 分期

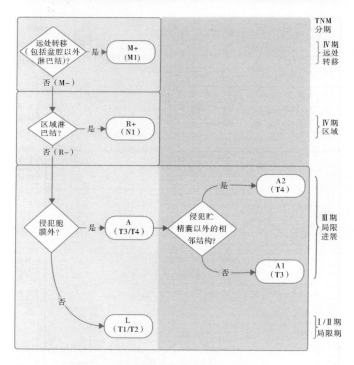

图 5　前列腺基本 TNM 分期。

（梁寒　译）

儿童肿瘤

导言(参见第 17 页)

本节的分类并非为了取代临床医生治疗时采用的疾病分期,而是为了便于收集癌症患者资料,登记使用。相关会议在 2014 年召开,会议推荐使用该分级系统,为临床资料丰富及缺乏的癌症患者分别提供资料登记入口。如基本的 TNM 分期,低级别的登记系统作为高级别系统的基础[1]。推荐登记系统被分为 1 级和 2 级,下面将分别详述。高级别的登记系统将选择性地收集临床上采用的相关预后因素,本节对此部分不加以描述。对于某些癌症,若分级系统和本书前面描述的成人相同,则给出了相应的页码,另一部分则标注了参考文献来源。目前正在研究开发针对儿童癌症的登记系统,将来会在 UICC 的网站上提供[2]。

分期原则

该分类仅适用于儿童恶性肿瘤。

胃肠道肿瘤

肝母细胞瘤

1 级和 2 级

转移性病灶:存在远处转移

局限性病灶:肿瘤局限在肝脏,包括区域淋巴结转移

资料丰富的患者登记可使用 Pretext 分期系统[3]。

骨及软组织肿瘤

骨肉瘤

1 级和 2 级

转移性病灶:存在远处转移

局限性病灶:肿瘤局限在原发区域,包括区域淋巴结转移

尤文肉瘤

1 级和 2 级

转移性病灶:存在远处转移

局限性病灶:肿瘤局限在原发区域,包括区域淋巴结转移

横纹肌肉瘤

1 级

转移性病灶:存在远处转移

局限性病灶:肿瘤局限在原发区域,包括区域淋巴结转移

2 级

根据以下修订的 TNM 分期系统和肿瘤预后良好或预后不良部位

T:原发肿瘤[*]

TX　原发肿瘤无法评估

T0　无原发肿瘤证据

T1　肿瘤局限在单发解剖位置

　　　T1a　肿瘤最大径≤5cm

　　　T1b　肿瘤最大径>5cm

T2　肿瘤超过原发解剖位置

　　　T2a　肿瘤最大径≤5cm

　　　T2b　肿瘤最大径>5cm

N:区域淋巴结

NX　区域淋巴结转移无法确定

N0　无区域淋巴结转移

N1　有区域淋巴结转移

M:远处转移

M0　无远处转移

M1　有远处转移

注:[*]对于成人,这在第8版中已被修订(详见第163页)。

预后分组

　　横纹肌肉瘤预后分组包括预后良好部位及预后不良部位。

　　预后良好部位:眼眶、头颈部(非脑膜旁)、泌尿生殖系统(除外膀胱和前列腺)。

　　预后不良部位:膀胱、前列腺、躯干、四肢、颅内、脑膜旁、腹膜后及其他非预后良好部位。

Ⅰ期	任何 T	任何 N	M0	预后良好部位
Ⅱ期	T1a,T2a	N0	M0	预后不良部位
Ⅲ期	T1a,T2a	N1	M0	预后不良部位
	T1b,T2b	任何 N	M0	预后不良部位
Ⅳ期	任何 T	任何 N	M1	任何部位

其他软组织肉瘤

1 级

转移性病灶:存在远处转移

局限性病灶:肿瘤局限在原发区域,包括区域淋巴结转移

2 级

参照 TNM 分期(躯干四肢软组织肉瘤 TN 分期详见第 163 页)

妇科肿瘤

卵巢癌 *

1 级

转移性病灶:存在远处转移(不包括腹膜后转移)

区域性转移:肿瘤侵犯盆腔、腹膜后和(或)腹膜后淋巴结

局限性病灶:肿瘤局限在单侧或双侧卵巢

2 级

Ⅰ期　肿瘤局限在单侧或双侧卵巢

Ⅱ期　　肿瘤侵犯盆腔,未侵犯腹膜,不伴有腹膜后淋巴结
　　　　转移

Ⅲ期　　肿瘤侵犯腹膜,和(或)有腹膜后淋巴结转移

Ⅳ期　　出现非腹膜后的远处转移

注:* UICC 分期与 FIGO 分期一致。

泌尿系肿瘤

睾丸癌

1 级

　　转移性病灶:存在远处转移

　　区域性转移:存在区域淋巴结转移

　　局限性病灶:肿瘤局限在睾丸

2 级

　　T,N 分期见 253 页睾丸肿瘤*。

Ⅰ期	任何 T	N0	M0
Ⅱ期	任何 T	N1,N2,N3	M0
Ⅲ期	任何 T	任何 N	M1

注:* 2 级登记与血清肿瘤标志物无关。

　　资料丰富的癌症登记处可使用 253 页的成人分类,包
括血清肿瘤标志物。

肾母细胞瘤

1 级

　　转移性病灶:存在远处转移

　　局限性病灶:肿瘤局限在原发部位

2 级

肾母细胞瘤存在两个 2 级登记系统。一为儿童肿瘤组/国家肾母细胞瘤研究组（NWTSG）分期,适用于手术切除后,化疗前。一为国际儿科肿瘤学会（SIOP）分期,适用于先术前化疗,再手术切除[4]

眼部肿瘤

视网膜母细胞瘤

1 级

转移性病灶:存在远处转移

区域性转移:侵犯眼眶,或存在区域淋巴结转移

局限性病灶:肿瘤局限在眼球内

2 级

根据眼球摘除术后病理学分类

预后分组

0 期　　肿瘤局限于眼球,未行眼球摘除术

p I 期　　肿瘤切缘阴性（R0）

p II 期　　肿瘤切缘阳性,镜下残留（R1）

p III 期　　肿瘤侵犯眼眶,和（或）伴有区域淋巴结转移

c IV 期　　出现转移性病变

注:资料丰富的癌症登记处可使用 294 页的成人分类。

恶性淋巴瘤

霍奇金淋巴瘤

分类见第 304 页。

非霍奇金淋巴瘤

1 级

进展期:骨髓和(或)中枢神经系统受累

局限期:无骨髓或中枢神经系统受累

2 级

参照 St Jude/Murphy 分期系统[5]

Ⅰ 期　肿瘤单发或单个淋巴结区受累(不包括纵隔和腹部)

Ⅱ 期　单发病灶伴有区域淋巴结受累;2 个或 2 个以上病灶和(或)横膈同侧的区域淋巴结受累;或胃肠道原发肿瘤完整切除(有或没有区域淋巴结受累)

Ⅲ 期　多发病灶和(或)横膈两侧区域淋巴结受累;或原发胸内病变(纵隔、胸膜或胸腺);或广泛腹腔内病变;或脊髓旁、硬膜外病变

Ⅳ 期　骨髓和(或)中枢神经系统受累

中枢神经系统肿瘤

髓母细胞瘤和室管膜瘤

1 级

转移性病灶:超越原发病灶区域(如脑内或脊髓存有其他病灶,脑脊液内有肿瘤细胞播散,或远处转移)

局限性病灶:局部病变

2 级

分期根据转移病灶的广泛程度而定[6]。

神经母细胞瘤

1 级

MS:年龄小于 18 个月,且转移性病变局限在皮肤、肝脏和(或)骨髓

转移性病灶:有远处转移,除外 MS 期

局限区域性病灶:局部较广泛病变,无远处转移性病变

局限性病灶:病变局限在人体某处,未累及重要组织结构。

2 级

该部分参照国际神经母细胞瘤风险组分期系统(IN-RGSS)[7]。

(李杰 译　闫杰 校)

参考文献

1　Gupta S, Aitken J, Bartels U, et al. Paediatric cancer stage in population-based cancer registries: the Toronto consensus principles and guidelines. *Lancet Oncol* 2016; 17: 163–172.

2　Aitken JF, Youlden DR, Ward LJ, et al. *Rules for Derivation of Paediatric Cancer Stage in Population-Based Cancer Registries, according to the Toronto Consensus Principles and Guidelines.* Brisbane, Australia: Viertel Cancer Research Centre, Cancer Council Queensland, in press.

3　Roebuck DJ, Aronson D, Clapuyt P, et al. 2005 PRETEXT: a revised staging system for primary malignant liver tumours of childhood developed by the SIOPEL group. *Pediatric Radiol* 2007; 37: 123–132.

4　Metzger ML, Dome JS. Current therapy for Wilms' tumor. *Oncologist* 2005; 10: 815–826.

5　Murphy SB. Classification, staging and end results of treatment of childhood non-Hodgkin's lymphomas: dissimilarities from lymphomas in adults. *Semin Oncol* 1980; 7: 332–339.

6　Harisiadis L, Chang CH. Medulloblastoma in children: a correlation between staging and results of treatment. *Int J Radiation Oncol Biol Phys* 1977; 2: 833–841.

7　Monclair T, Brodeur GM, Ambros PF, et al. and the INRG Task Force. The International Neuroblastoma Risk Group (INRG) staging system: an INRG Task Force report. *J Clin Oncol* 2009; 27: 298–303.

索 引

读者交流群使用说明

建议配合二维码一起使用本书

　　本书配有读者微信交流群，群内提供读书活动和资源服务。加入全国读者交流群，与群友分享学习心得和实践经验，获取免费课件和中英文论文各1篇；加入资源分享群，获取TNM研究中英文论文，提升业务水平。读者可根据需要加入感兴趣的交流群。

入群步骤

1. 微信扫描本页二维码
2. 根据提示，加入感兴趣的交流群
3. 群内回复本页提示的关键词，参与读书活动，领取阅读资源

微信扫描二维码加入
《恶性肿瘤TNM分期》读者交流群

群服务介绍

【读 书 心 得】回复"读书心得"，与群友分享读书心得，交流肿瘤相关医学知识
【打　　卡】回复"打卡"，领取阅读福利
【精 品 文 章】回复"精品文章"，免费获取指定中英文论文各1篇
【课　　件】回复"课件"，免费获取1份TNM课件
【中文论文包】回复"中文论文包"，获取整套（18篇）中文论文
【英文论文包】回复"英文论文包"，获取整套（27篇）英文论文